你好

中草药

清热药

刘清泉/主编

首都医科大学附属北京中医医院 院长

栀子

中国人口出版社
China Population Publishing House
全国百佳出版单位

图书在版编目（CIP）数据

你好，中草药 . 清热药 / 刘清泉主编 . -- 北京：
中国人口出版社，2022.7
ISBN 978-7-5101-8138-2

Ⅰ . ①你… Ⅱ . ①刘… Ⅲ . ①本草－基本知识 Ⅳ .
① R281

中国版本图书馆 CIP 数据核字 (2021) 第 231873 号

你好，中草药　清热药
NIHAO，ZHONGCAOYAO QINGREYAO

刘清泉　主编

责 任 编 辑	周炳然　张　瑞
责 任 印 制	任伟英　王艳如
装 帧 设 计	华兴嘉誉　王兰兰
出 版 发 行	中国人口出版社
印　　　刷	北京柏力行彩印有限公司
开　　　本	889 毫米 ×1194 毫米　　1/32
印　　　张	5.5
字　　　数	68 千字
版　　　次	2022 年 7 月第 1 版
印　　　次	2022 年 7 月第 1 次印刷
书　　　号	ISBN 978-7-5101-8138-2
定　　　价	49.80 元

网　　　址	www.rkcbs.com.cn
电 子 信 箱	rkcbs@126.com
总编室电话	（010）83519392
发行部电话	（010）83510481
传　　　真	（010）83538190
地　　　址	北京市西城区广安门南街 80 号中加大厦
邮 政 编 码	100054

编委会

主 编　刘清泉

编 委　（按姓氏拼音排序）

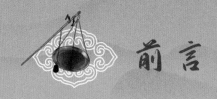

前言

庚子年末，春节将至，如往常一样，身在外地的游子纷纷背起行囊返回家乡，辛苦劳作一年的人们也打算趁此休整一番。本该是阖家团圆、其乐融融的日子，但一场突如其来的疫情，将这一切都打乱了。全国人民齐心协力，抗击疫情，共克时艰。这注定是一个难忘，也不能忘的春节。

在疫情暴发初期，国家中医药管理局第一时间选派中医专家赶赴武汉，我也是其中一员。我们这些中医人，深入一线，察色按脉，辨证拟方，调研总结，不断优化中医诊疗方案。在江夏方舱医院，我们累计收治的 564 名轻症患者，采用中医药方法无一例转为重症，医护人员零感染。事实证明，中医药能够有效治疗新冠肺炎，缩短病毒清除时间，降低重症率，改善轻型、普通型患者的预后。

中医药不仅能在新冠肺炎疫情中发挥作用，疫情之外，也一直在为人民群众的健康保驾护航，不断提升健康服务能力，助力健康中国。

中草药是中医药的重要组成部分。从神农尝百草的传说，到李时珍著《本草纲目》，中草药的种类、数目、炮制、加工虽不断发展变化，但始终不离百姓的生活。它可能是路边的一棵小草，山坡上的一株野花，海边的一个贝壳，也可能是我们生活中常见的食物。

中医认为"正气存内，邪不可干"，正气充足时，邪气就无法侵入。很多药食同源的中药，既是食物，也是药物，若在生活中辨证食用，便可养足正气，以抗病邪。可见，中草药不仅能在中医师的处方中起效，也能在日常生活中发挥作用。

撰写《你好，中草药》这一丛书的初心，是为了让更多的人了解中草药，认识中草药，运用中草药。希望中草药能够走进千家万户，融入老百姓的一道菜、一杯茶、一餐饭，为人民群众健康福祉做出贡献。

本书选取了数百种身边常见的、常用的中草药，不仅介绍其药用功效，应用常识，也吸纳了文化、历史、地理、烹饪、科技、现代研究等相关知识。这一味味独具个性的中草药，承载的不仅是性味归经，也是治疗疾病的希望，更是中华民族五千年文化、智慧的结晶。愿每一位打开这本书的人都能有所收获，愿这些中医药知识和文化陪伴每一位读者健康生活。

首都医科大学附属北京中医医院院长

2021 年 11 月

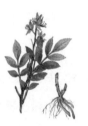
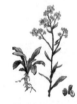

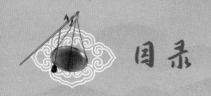

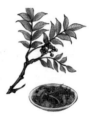
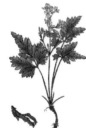
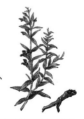

目录

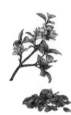
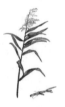
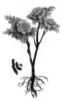

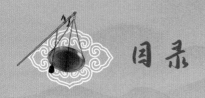

目录

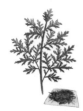
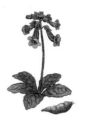
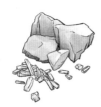
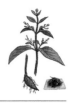

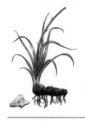

知母 [135]

　　知母功擅清热泻火、滋阴润燥。知母上能清肺热，中能清胃火，下能滋肾阴。

栀 子 [143]

　　栀子具有清肺止咳、清热凉血和润肠通便的功效。

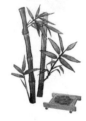

鲜竹叶 [151]

　　鲜竹叶具有清热除烦，生津，利尿的功效，可以治疗热病烦渴，小儿惊痫，咳逆吐衄，小便短赤，口糜舌疮等疾病。

紫 草 [159]

　　紫草外用制剂紫草油，取其清热解毒之效，主治烧伤烫伤，小儿湿疹。

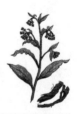

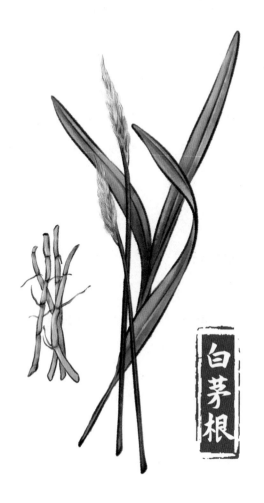

白茅根

　　白茅根味甘，性寒；归肺、胃、膀胱经。为禾本科白茅属植物白茅的根茎。具有凉血止血，清热利尿的功效。主治血热吐血，衄血，尿血，热病烦渴，湿热黄疸，水肿尿少，热淋涩痛。

白茅根

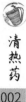

　　白茅根又名茅根、茹根、蓝根等，多在春、秋两季采收，除去须根及膜质叶鞘，洗净晒干后切段生用或炒炭用作中药。白茅根遍布于东北、华东地区及陕西、甘肃等地，在我国大部分地区均可生长。

🌱 植物特性

白茅如矛，可通地筋

　　白茅是多年生草本植物，春季万物生发时，白茅的嫩芽刚刚长出，嫩叶的边缘带有缝齿呈锯齿状，从侧边看形状似"矛"。待到冬季万物枯寂时，白茅也渐渐退去了绿色转为白色，逐渐长出了羽绒状的白毛，人们结合它的生长特性故取名"白茅"。白茅常在路边小路和山坡静静开放，虽然白茅生长的细弱，但白茅在地下的根却是生长的紧密，根须密布紧紧相连，这给了白茅极强的生命力，即使是在贫瘠的土地和极端干旱的环境，白茅依然可以茂密生长。白茅全身都是宝，白茅花花穗洁白，开花时随风摇摆，极富动感，民间常以此花形容纯洁的少女，《诗经》中赞其："白茅纯束，有女如玉。"现代研究表明白茅花也具有极高的药用价值，具有活血止血，消瘀止痛，止血疗伤的作用，《本草纲目》中记载："煎饮，止呕血衄血，并鼻塞。"

功效应用

白茅根具有清热养阴利尿的作用，一般用于血热吐血，尿血，肺热咳嗽，胃热呕吐，水肿尿少等症。白茅根最常用于治疗热病，具有甘寒而不伤胃，利水而不伤阴的作用，是治疗津液不足最常见的药膳食材。

生活中可用白茅根、西瓜皮泡水，制作生津汤，味道鲜美，具有养阴生津、利尿降压的作用。岭南地区以湿热多见，故具有清热生津的白茅根深受当地人民的喜爱，更是广东民间春夏间常用来制作汤羹的药食兼备之品。白茅根不仅是夏季的清热养阴之品，还是秋季的润燥佳品，用于治

白茅根

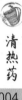

疗秋燥伤肺导致的咽干、咽痛、皮肤干燥、大便干结、小便短少等症。

 食疗药膳

1.白茅根甘蔗甜饮

材料：白茅根50克、甘蔗250克。

做法：

1. 将甘蔗洗净切片，白茅根洗净后一起放入锅中。

2. 向锅中加水浸没，浸泡10分钟，大火煮沸后改小火煮20分钟，去渣取汁，冷藏后饮用口感更佳。

功效：清热生津，消暑止渴。

2.白茅根荷叶粥

材料：白茅根30克、荷叶12克、粳米100克，砂糖适量。

做法：

1. 将白茅根、荷叶、粳米洗净备用。

2. 荷叶、白茅根煎煮后去渣取汁，下粳米煮粥，加入适量砂糖调味，盛出即可食用。

功效：疏风清热祛湿。

3.白茅根瘦肉汤

材料：白茅根 60 克、猪瘦肉 250 克、盐 3 克。

做法：

1. 将白茅根洗净，切段，猪瘦肉洗净，切块。

2. 将白茅根、猪瘦肉放入锅中，加清水适量，用大火煮沸后，改小火慢煮，待煮熟后出锅前调味即可食用。

功效：清热生津。

白茅根

中药故事

白茅根巧医怪病

东汉时期，洛阳一带常年荒旱，疫病流行。一天，张仲景家里来了一个叫李生的孩子。李生见了张仲景后，求张仲景为他治"穷病"。原来李生父母双亡，债务缠身。张仲景听后，写下了一个药方：白茅根，洗净晒干，塞满房屋。李生

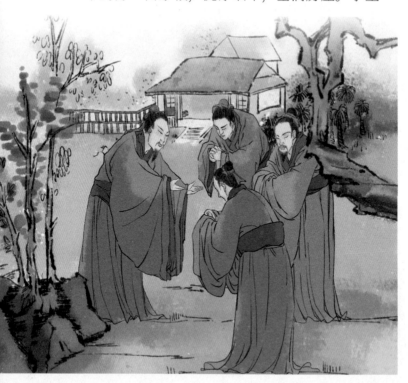

看到药方后百思不解，回到居住的破庙，按药方用白茅根里里外外将房屋塞满。

第二年春天，当地空气干燥，疫病再次蔓延。针对此病，张仲景开的方子里都少不了清热养阴的白茅根，李生家便成了白茅根的重要输出地。疫病过去后，因李生为乡亲们办了好事，乡亲们合力为他修建了一间茅屋。李生为感念张仲景的恩德，便广种白茅根以防治瘟疫，此后百姓便认识了这味神奇的中药。

 ## 医案医话

巧用白茅根止血医案一则

林次中御史到楚州拜访一位故人，恰遇这位故人的妻子衄血不止，奄奄一息。家中有一位客人说："我有药可以医治。"便让人去拿一把白茅根，煎一碗汤，然后从口袋里掏出两粒小红丸，给这位故人的妻子用白茅根汤送服，服下后血便止住了。故人问客人这是什么药，客人没有回答。

后面有个人说："止血是白茅根的功劳。"再次询问客人，客人大笑，说："确实如此。小红丸是含香朱砂丸，怕你不信白茅根能止血，所以用了这样的计策。"

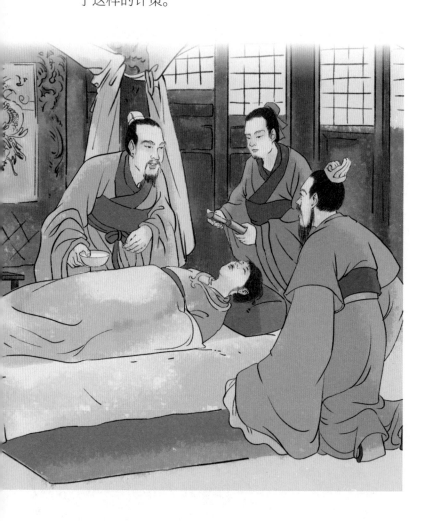

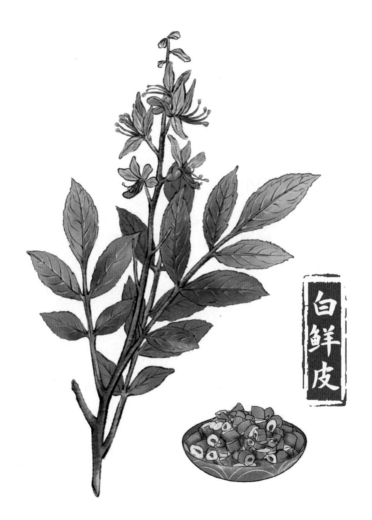

　　白鲜皮味苦，性寒；归脾、胃、膀胱经。为芸香科白鲜属植物白鲜的干燥根皮。具有清热燥湿，祛风解毒的功效。主治湿热疮毒，湿疹，疥癣，湿热黄疸，风湿热痹。

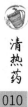
白鲜皮又名八股牛、山牡丹、羊鲜草。其入药部分为白鲜的干燥根皮。春、秋二季采挖根部，除去泥沙和粗皮，剥取根皮，干燥后使用。

🌿 功效应用

外科内科，皆是能手

白鲜皮常用于治疗皮肤瘙痒，如荨麻疹、湿疹、疥癣、黄水疮，亦可治疗急、慢性黄疸型肝炎，还可以外用治疗皮肤湿热疮疹等。现代药理研究表明，白鲜皮根含有白鲜碱、崖椒碱、黄柏内酯、谷甾醇、皂苷等，具有抗菌作用。其中的崖椒碱更有解痉作用，临床上还被用作抗心律失常药。

白鲜皮是中医皮肤科常用药物，对于因体内湿热引起的皮肤疾病也可以应用。白鲜皮与苦参、地肤子等药物相配，发挥清热燥湿功效，治疗皮肤红肿、红疹、破溃流脓、瘙痒等皮肤病。白鲜

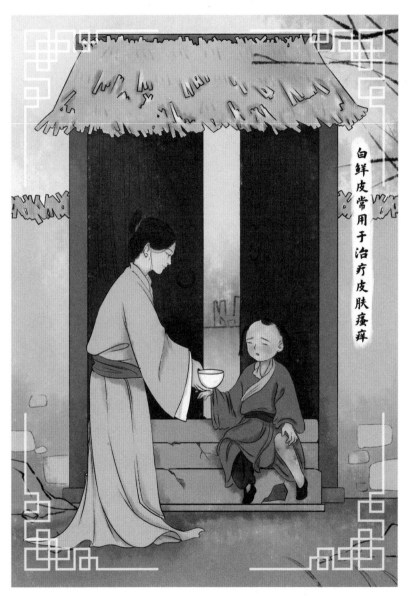

白鲜皮常用于治疗皮肤瘙痒

白鲜皮

皮与薄荷、浮萍等药物相配，发挥祛风解毒功效，治疗皮肤风疹团、瘾疹、皮肤瘙痒等皮肤病。白鲜皮不仅能应用于皮肤科疾病，还能与茵陈、赤芍等药物相配，用于治疗黄疸；与苍术、牛膝等药物相配，用于治疗风湿性关节炎。

🌿 食疗菜谱

白鲜皮薏米冬瓜汤

材料：薏苡仁 20 克，冬瓜 200 克，白鲜皮 3 克，猪脊骨 150 克，生姜 3 片，盐适量。

做法：将薏苡仁放入锅中炒干，炒至微微发黄备用；冬瓜洗净，保留冬瓜皮切成块备用；猪脊骨切成段，洗净焯水后备用。将所有材料放入锅中，加入清水大火煮开，小火慢炖 2 小时，最后放入适量盐。

功效：清热祛湿，补益气血。

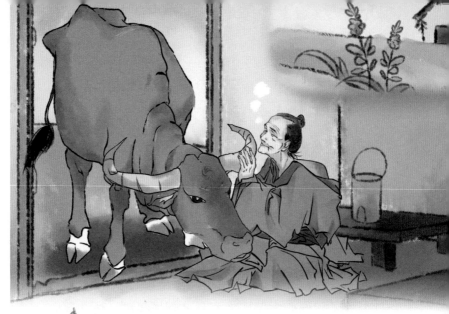

🌿 中药传说

长白山边的一个村子里，住着八户人家。村里有一头老黄牛，是孤寡老人邢老大养的。邢老大年轻时，用人参换得一头小牛犊，精心喂养，现在自己日渐衰老，而黄牛仍旧身强体壮。邢老大常对老黄牛说："你要是能说话该多好，咱们俩晚上就能唠嗑了。"

一年夏天，邢老大背上长了一个大疱，红得发紫，疼得彻夜难眠，看过多次郎中，吃药也不见效。这天晚上，邢老大忍着疼痛，对老黄牛说："牛兄弟，我怕是活不久了。"老黄牛突然张口吐人言说："邢老大哥，你长的是个毒疮，再过四天就要命了。把我杀了，埋在土里，三天后就能长出草来，挖出根放在石头上，捣成黏糊状，敷在脓疱上，破头把毒水拔出来，就好了。"邢老大一听要杀老黄牛，忙说："我不能杀你。"老黄牛回答说："不光救你一个，这种草能治各种毒疮毒疖。"

第二天，邢老大来到牛槽前发现老黄牛已经死了，伤心大哭，大家赶来听闻经过，边劝邢老大边把老黄牛埋了。邢老大背上的疱越来越严重，到了第四天，昏迷不醒。大伙急忙到埋葬老黄牛的地方，果真长出一种草，有一人高、拇指粗的秸子，长了不少权，叶子呈黑绿色。大伙挖开土，掘出黄色的根，拿回去捣成黏糊状，敷在邢老大的疱上。不到一个时辰，邢老大苏醒了，疱破了头，淌出些腥臭的毒水，不几天就封了口，痊愈了。邢老大也变得更壮实了。

这件事慢慢传开，大伙就把这种能治毒疮的草药叫作"拔毒牛"，后来就成了"八股牛"，也就是白鲜皮。

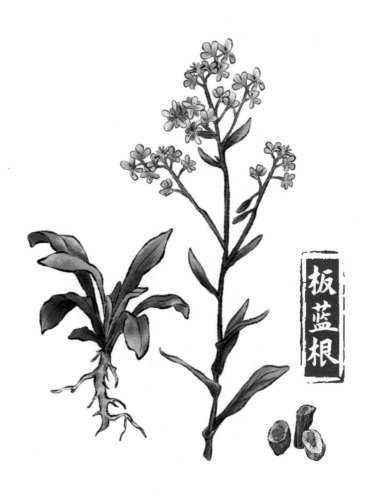

板蓝根味苦，性寒；归心、胃经。为十字花科菘蓝属植物菘蓝的干燥根。具有清热解毒，凉血利咽的功效。主治外感发热，温病初起，咽喉肿痛，温毒发斑，疟腮，丹毒，痈肿疮毒。

板蓝根之名源于《神农本草经》，以解温毒、热毒、火毒，治疗温热病见长。近年来，严重急性呼吸综合征、手足口病、甲流、禽流感等公共卫生疾病频繁暴发，板蓝根颗粒在与这些疾病的战斗中做出了重要贡献。现代药理研究证明，板蓝根水煎液能抑制金黄色葡萄球菌、表皮葡萄球菌，其提取物能抑制病毒侵染及增殖，并有抗内毒素的作用，板蓝根还有抗炎、护肝、抗氧化、抗癌、免疫调节等作用。

🌿 功效应用

清热消炎抗病毒，
凉茶中饮护安康。

板蓝根含靛苷，对一些细菌，如枯草杆菌、金黄色葡萄球菌、痢疾杆菌等有一定的抑制作用，还有抗病毒作用。可用于流行性腮腺炎、流行性乙型脑炎、传染性肝炎、流行性感冒、单纯性疱

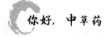

疹性口炎、咽炎以及肺炎等，有预防和治疗作用。

板蓝根中的有机酸类化学成分，能清除人体内的毒素和过氧化自由基，从而避免了人体体温的异常升高及发热现象的发生，保护机体不受高烧的伤害。

板蓝根味苦，性寒，不仅可以清热解毒，还能祛湿生津、清火明目、散结消肿，可以治疗目赤头痛、咽喉肿痛等。许多凉茶以板蓝根为主要原料。

🌿 注意事项

1. 体虚而无实火热毒者忌服板蓝根。

2. 向来体质虚弱、经常感冒、慢性胃肠炎患者、低血压、精神不振者、过敏体质者、患血液系统疾病者，其他患有胃下垂、消化性溃疡、甲状腺机能减退、心律失常等疾病者，也要慎服板蓝根。

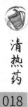 **日常应用**

1.炖煮

材料：板蓝根 6 克，猪腱子肉 50 克，大枣数枚，盐适量。

做法：将板蓝根、猪腱子肉、大枣一同入锅，加适量水，用小火煮 3 小时，加盐调味。

功效：增强体质。

2.煮粥

材料：板蓝根 20 克，竹叶、莲子心各 10 克，糯米 50 克。

做法：先将糯米煮粥至半熟，加入洗净捣烂的板蓝根、竹叶和莲子心，再继续煮至糯米烂熟。

功效：清热降火。

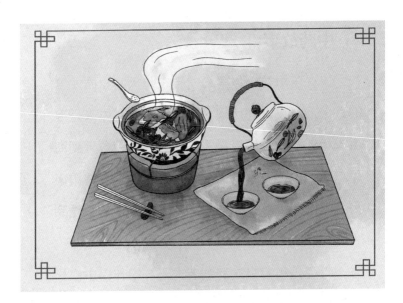

3.代茶饮

材料：板蓝根 30 克，羌活 15 克。

做法：将板蓝根、羌活加水煎汤，去渣取汁饮用。

功效：清热解毒，预防感冒。

板蓝根

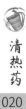
🌿 中药故事

　　传说东海龙王和南海龙王在从天宫返回龙宫的路上，看见人间尸横遍野。经打听，原来是瘟疫流行造成的。如果得不到控制，便会蔓延到海里。两位龙王听后大急，连忙商量对策，并派南海龙王的儿子青金龙和东海龙王的孙子紫银龙到人间祛除瘟疫。

　　青金龙和紫银龙辞别老龙王，扮作郎中模样来到人间。叔侄俩先到药王菩萨那里取了神药种

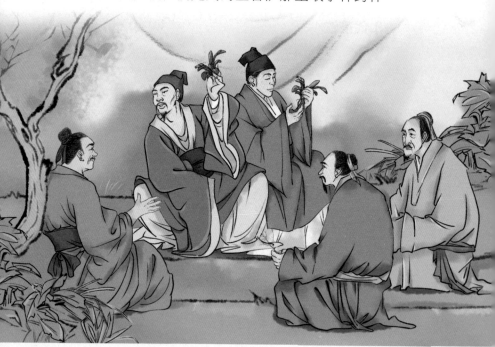

子，遍地播撒，并教人们细心管理药苗。不久，药苗发育苗壮，长得像湖边芦苇一样茂盛，叔侄俩教人们用这种药苗的根煎汤给患者服用。

这种药汤果然有奇效，患者一个个逐步康复。渐渐地，无论男女老少，都把青金龙和紫银龙奉若神灵，待若上宾。叔侄俩深受感动，决定永留人间，专心防治瘟疫，于是携手没入海边的神药丛里，变成了两种特别苗壮的药苗。人们便把这药苗叫作"龙根"。后世医家著书称之为"板蓝根"。

🌿 采一株蓝草，制一罐蓝靛膏

板蓝根不仅应用于中医药中，还在古老的人工印染技法的蓝染中演绎出了最美的中国蓝。

贵州很多地方的传统村落都掌握着板蓝制靛的工艺。布依族、苗族、水族、侗族等民族的自家田地和房前屋后都会种植一些蓝草。每年三四月间收割板蓝根，浸泡出水，然后注到木制的大染缸里，掺一些石灰或工业碱，制成靛蓝溶液，就可以用来染布了。根据要求的花纹样式，用线

板蓝根

将白布缚好，做成一定皱褶的小纹，浸入染缸里浸染。如此反复，每浸一次色深一层，即"青出于蓝"。浸染到一定程度后，取出晾干，拆去缬结，便现出蓝底白花的图案花纹。在这个过程中，由于花纹的边缘受到靛蓝溶液的浸润，图案容易产生自然的晕纹，凝重素雅，若隐若现，韵味别致。

用板蓝根染出的布，不仅不褪色，它的药性对皮肤还有消炎作用。这山野间平凡的小草，在给予我们人类健康护佑的同时，还不忘带来"美"的熏陶。

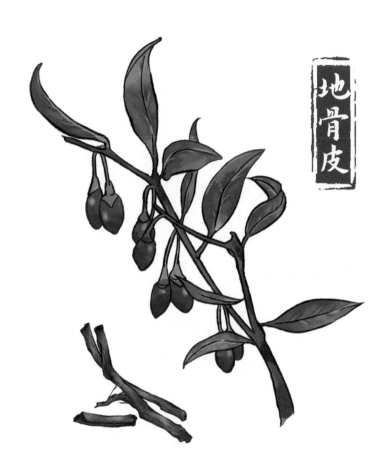

地骨皮味甘，性寒；归肺、肝、肾经。为茄科枸杞属植物枸杞或宁夏枸杞的干燥根皮。具有凉血除蒸，清肺降火的功效。主治阴虚发热，盗汗骨蒸，肺热咳嗽，血热出血等。

地骨皮

地骨皮别名杞根、地骨、地辅、地节，是枸杞树的根茎外皮。秋季挖出根茎，洗净晒干后可入中药。枸杞常生于山坡、丘陵地、路旁，在我国大部分地区均有生产，主产于山西、河北、河南、浙江、江苏、宁夏等地，以山西、河南产量为大，江苏、浙江的质量为佳。

功效应用

骨蒸可治填精气，
肾火应祛解热邪。

地骨皮具有凉血除蒸、清肺降火、生津止渴等功效。适用于阴虚发热症状的人，如烦热、口燥咽干、眼睛干涩、舌红少苔、脉细数等。同时地骨皮对因肺热不降导致的咳嗽，血热导致的便血、鼻出血，也有较好的疗效。生活中可将地骨皮泡入水中，制作简单的地骨皮饮，起到生津止渴的作用，可以用于糖尿病患者的日常调理。现

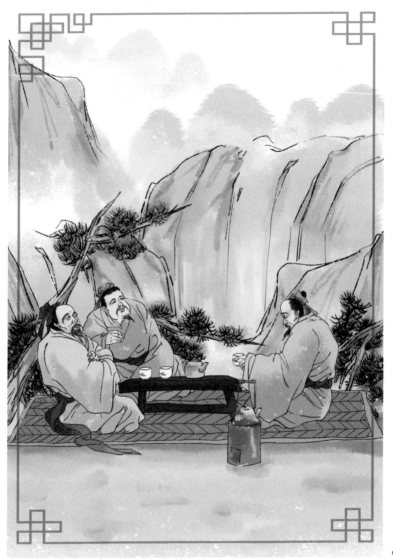

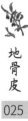

地骨皮

代药理研究证明，地骨皮具有降糖、降压、降脂、抑菌、抗病毒、增强免疫力等药理作用。

枸杞树全身是宝，枸杞叶又名天精草，可以做茶叶直接饮用，有明目消脂的作用。枸杞花又名长生草，不仅有益肾气，还能芳香怡神调气，枸杞花的花语也是由其药用功效而寓意的，向长者赠送枸杞花寓意延年益寿、吉祥如意。其果枸杞子是常见的补肾填精的中药，现代药理研究表明枸杞子具有抗动脉粥样硬化、抗氧化等药理作用，是日常生活调理的良药。

✿ 注意事项

1. 地骨皮性寒凉，外感风寒发热及脾虚便溏者不宜服用。

2. 本品长期服用，易损伤脾胃，慢性胃炎、慢性肠炎、慢性腹泻者不宜大量久服。

3. 对子宫平滑肌有显著兴奋作用，孕妇忌大量服用。

❧ 食疗药膳

辛盘空荐仙人杖，
药斧惟寻地骨皮。

1.地骨皮玉米须茶

材料：地骨皮 20 克，玉米须 30 克。

做法：

1.首先将地骨皮洗净，切成片，玉米须拣洗干净，晾干，切成段备用。

2.然后将玉米须和地骨皮片放入砂锅中，加入适量清水，煮沸后煎成稠汁即可饮用，冷藏后口感更佳。

功效：清热养阴。

2.地骨皮粥

材料：地骨皮 30 克、桑白皮 15 克、麦冬 10 克，面粉适量。

做法：

1. 取地骨皮、桑白皮、麦冬放入砂锅浸泡 20 分钟，煎 20 分钟后，去渣取汁。

2. 将汤汁倒入锅中，加入面粉调成糊，煮成粥食用。

功效：生津止渴。

3.地骨皮牡蛎汤

材料：地骨皮 30 克、牡蛎肉（鲜品）90 克、牡蛎壳 60 克、银柴胡 15 克，生姜、红枣各适量。

做法：

1. 将地骨皮、牡蛎肉、壳、银柴胡、生姜、红枣（去核）洗净。

2. 将洗净后的材料一起放入砂锅中，加入清水适量，大火煮沸后改小火煮 2 小时，调味即可出锅饮用。

功效：清热除蒸。

🌿 中药故事

为何名为地骨皮

光绪年间，慈禧太后自觉视物模糊，偶尔可见重影，心中为此惆怅良久，朝廷御医百般医治后未见改善。偶然间一位钱姓将军听说此事后，向御医说起了一件其母亲的旧事。原来，他年迈的老母亲也曾得过此眼疾，久治无效，一位乡间郎中推荐了一个土方，将挖来的枸杞根洗净后煮水服用，其母连喝数日便自觉眼睛变得明亮了，

地骨皮

视物清晰起来。众御医听闻后举荐钱将军向慈禧太后献方。

　　慈禧太后闻后大喜，命钱将军回乡取药。钱将军取回药后亲自在太医院熬药并送至宫内，慈禧太后连喝数天后，眼睛渐渐明亮起来，视物模糊和重影的症状都消失了，便问钱将军是何神药，钱将军考虑"枸"和"狗"同音，未免慈禧太后生疑，便起了一个吉利名字——地骨皮。此后，枸杞根便得名地骨皮。

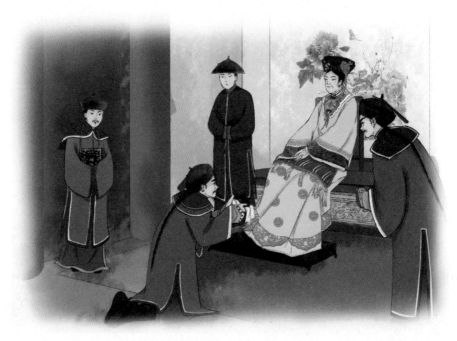

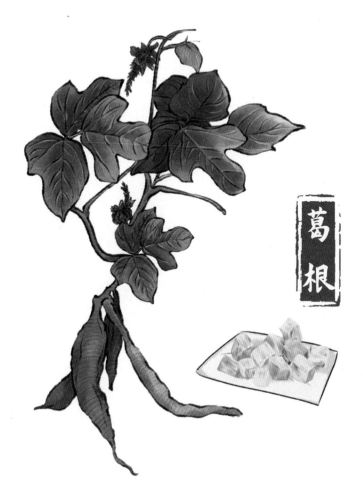

葛根味甘、辛，性凉；归脾、胃经。为豆科葛属植物野葛的干燥根。具有解肌退热，透疹，生津止渴，升阳止泻的功效。主治表证发热，项背强痛，麻疹不透，热病口渴，阴虚消渴，热泄热痢，脾虚泄泻。

葛根别名粉葛、干葛，自然生长于山坡、路边草丛等较为阴湿之地，人工栽于山野灌丛和林木中，其分布甚广，除新疆、西藏外，全国各地均有分布，又以广东、广西、四川、云南等地为主要产区。

功效应用

解经气之壅遏，
清胃腑之燥热。

在中医应用中，葛根具有解肌发表、生津止渴、升阳止泻的功效，用于治疗外感发热、头项强痛、麻疹初起、疹出不畅、温病口渴、消渴病、泄泻、痢疾等病症。现代药理研究证明，葛根中的葛根素可以保护心肌细胞的线粒体功能，同时还具有抗心律失常的作用；葛根素能降低低密度脂蛋白对外周血管的损害，具有抗血管粥样硬化的作用；葛根提取物还具有抗骨质疏松、增强记忆力等作用。在临床上，葛根广泛应用于椎基底动脉供血不足、高血压、急性脑梗死、心绞痛、突发性耳聋、软组织慢性溃疡、缺血性视神经网膜疾病的治疗。

🌿 中药文化

及时行乐吾儒事，
好制东风葛布衣。

葛是一种藤本植物，其地上生长的藤蔓长度可达八米，以其加工制成的葛纤维质地坚韧而适于纺织，是我国古代最早的纺织原料之一。葛纤维具有良好的吸湿散热性能，用以编织葛布、裁制夏衣，穿着清凉透气，舒爽怡人，在古时的服装面料中备受青睐。古人还将不同密度的葛布详加区分，其中织作粗糙者称为绤（xì），缝制精细者称为绨（chī），绨之再细者称为绉（zhòu）。在中国的上古传说中，就有尧帝"冬日麑裘，夏日葛衣"的记载，杜甫诗作中亦有"焉知南邻客，九月犹绨绤"之句。

采葛充饥

采葛采葛春不雨，

去年不雨食葛苦。

葛生于野，葛的块根不仅具有良好的药用价值，也可以食用。古时若值荒年，谷物歉收，耕作所得不足果腹，农家妇女常赴野外采集葛根，作为重要的食物补充。封建王朝课以重税时，农人不堪重负，即使处于丰年，所获谷物也需尽数上交，此时采葛充饥竟成常态，也成为古代底层人民贫苦生活的缩影。清代诗人屈大均曾作《雷女织葛歌》，描绘了农人的困窘状况，讽刺在地主商贾的剥削之下，农人终年辛劳却无法自养的荒谬现象。

在如今的富足生活中，虽然人们无须再借葛根充饥，但它从未远离人们的餐桌，葛根仍是中国南方的一种常见菜品，其味甘凉可口，常作煲汤之用。

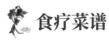 食疗菜谱

1.葛根粉粥

材料：葛根粉 30 克、粳米 100 克，盐、胡椒适量。

做法：

1. 粳米用清水浸泡整夜，次日与葛根粉一同放入锅中，注入清水。

2. 大火煮开后，转小火慢煮 2 小时，直至粳米煮烂粥熟即成。加入适量盐、胡椒等调味。

此粥软滑适口，清香沁脾，不仅可以提升人体阳气，还可以预防心脑血管疾病，对患有高血压、冠心病、老年性糖尿病等阴虚内热、口渴多饮者尤为适用。

2.桂花葛根粉羹

材料：桂花糖 5 克，葛根粉 50 克。

做法：

1. 首先用凉开水调化适量葛根粉，使其在水中充分溶解。

2. 其次加入开水冲调，使葛根粉成黏稠透明胶状，加入桂花糖，调拌均匀即成。

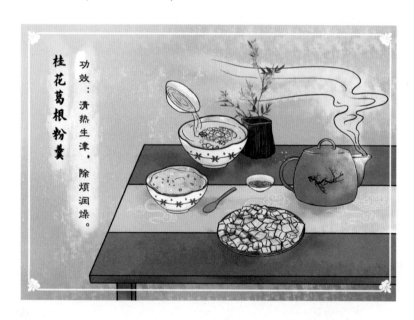

桂花葛根粉羹

功效：清热生津，除烦润燥。

此羹甘甜润口，气味芬芳，具有清热生津，除烦润燥之功效，适用于口腔溃疡、心烦、口渴等症，夏日饮用尤佳。

3.葛根炖猪脚

材料：猪脚1只、葛根100克、陈皮5克，小葱、老姜、盐、生抽适量。

做法：

1. 将猪脚剁块，用清水浸泡1小时，浸去血水后捞出沥干备用；葛根洗净切块，老姜切块拍扁；小葱洗净切段，陈皮洗净备用。

2. 在热锅中倒入少量食用油，开中火待油热后，加入老姜爆炒至姜香四溢，即刻加入猪脚，翻炒至猪脚变色，倒入清水淹没食材，大火快煮，待水沸开后用小勺撇出血沫杂质，向汤中加入葛根、葱段、陈皮。

葛根

3. 将锅内食材悉数倒入高压锅中，加盖上阀，大火焖煮，待气阀上气后转入小火，慢炖 30 分钟。

4. 解压放气后，于汤内加入盐、生抽等适当调味，即可起锅，吃肉喝汤。

葛根用于煲汤，与肉皮、猪脚、猪尾、鲫鱼等富含胶原蛋白的肉类搭配最为得当，不仅味道甘美醇浓，也有清热生津、润肺养颜的功效，可作为女性的滋养佳品。

采葛行

[宋] 吴泳

黄葛溪上生，青条谷中垂。

薄言采其丝，缉彼绤与缔。

缝作公子裳，远寄闺人思。

缔兮凄以风，不值当暑时。

轻鲜未及御，弃置忽若遗。

虽则遭弃捐，肯为风雨移。

朝暮蒙楚中，采采以慰饥。

君看葛妇歌，尝胆味若饴。

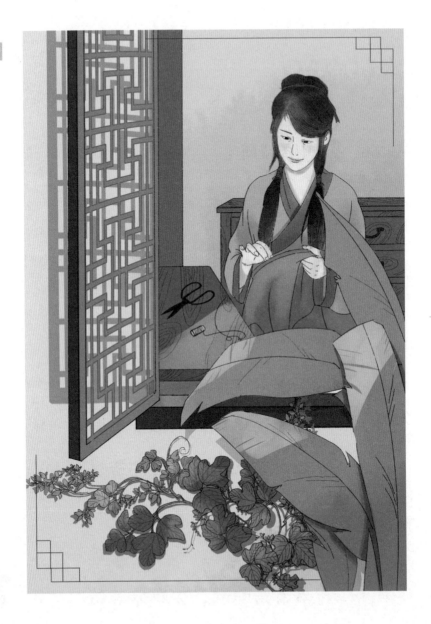

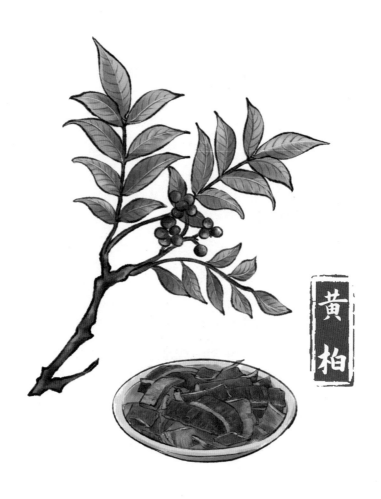

黄柏

　　黄柏味苦，性寒；归肾、膀胱经。为芸香科黄檗属植物黄皮树或黄檗的干燥树皮。具有清热燥湿，泻火解毒，除骨蒸的功效。主治湿热带下，热淋涩痛，湿热泻痢，黄疸，湿热脚气，痿证，骨蒸劳热，盗汗，遗精，疮疡肿毒，湿疹瘙痒。

黄柏

黄柏又称黄皮树或黄檗。前者习称"川黄柏"，后者习称"关黄柏"。剥取树皮后，除去粗皮，晒干。以厚大、色鲜黄、无栓皮者为佳。主产于四川、贵州、湖北、云南等地。

🌿 功效应用

黄柏苦寒入药香

中医学认为黄柏具有清热燥湿、泻火除蒸、解毒疗疮的功能。用于治疗湿热泻痢、黄疸尿赤、带下阴痒、热淋涩痛、脚气肿痛、骨蒸劳热、遗精等。盐水浸泡的黄柏，能够滋阴降火，多用于阴虚火旺、盗汗骨蒸。《珍珠囊》对黄柏的作用概括为六点：泻膀胱火，一也；利小便结，二也；除下焦湿肿，三也；痢疾先见血，四也；脐中痛，五也；补肾不足，壮髓，六也。现代药理研究发现，黄柏具有抗菌、抗真菌、镇咳、降压、抗滴虫、抗肝炎、抗溃疡等作用。还有利尿、健胃的作用，外用可促进皮下溢血吸收。

黄柏是生活中的常见中药材，入药后有自然的香气，既能清热燥湿，也能解毒消肿，可以用于治疗多种疾病。黄柏味极苦、色鲜黄，善入中焦脾土。其苦寒敛藏之力，善于清解湿热，其通达微润之气，善于流通水湿。黄柏流通之力，善泻下焦湿热，所以常用于治疗下焦湿热病症。

黄柏的药用范围广泛，不但可供配方，而且很多中成药中都含有黄柏的成分，如知柏地黄丸、清胃黄连丸、黄连上清丸等。

注意事项

黄柏味苦、性寒，对人的肠胃有明显刺激，并且会加重脾胃虚寒的症状，所以脾胃虚寒或者脾胃功能不全者应忌用黄柏，否则可能会引发腹痛或者呕吐，对身体健康造成不良影响。

黄柏

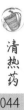

中药故事

黄柏疗疮有奇效

相传金元年间，长安有一个名叫王善夫的富商，患上了小便不通。最终导致不思饮食，整日失眠，大腹便便，腹部坚硬如磐石，最终导致双下肢变形，腿脚肿胀，破裂出黄水，每天苦不堪言。

王善夫的病情久治不愈，最后找到当时的名医李东垣求治。李东垣详细询问病因和其他大夫所用处方，想到《黄帝内经·素问》中："无阳则阴无以生，无阴则阳无以化，膀胱者，州都之

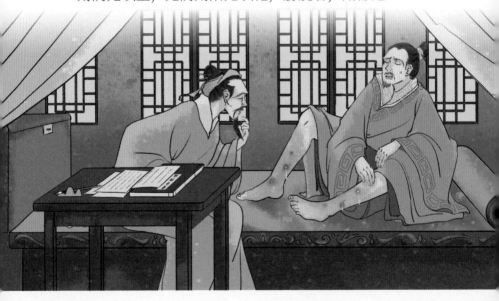

官，津液藏焉，气化则能出矣"的提法，推断王善夫小便不通是体内阴阳（寒热）不平衡所致。

他对王善夫说："你生病是因为吃得太好了，长期进食大量山珍海味，积热损伤了肾水，导致膀胱久而干涸。长时间小便不通导致火气逆上，引起恶心呕吐等症状。"李东垣对症下药，开了以黄柏为主药的方剂让王善夫煎汤服用。过后不久，王善夫感觉前阴如火烧刀刺一般炽热，尿液一下子如山洪暴发奔涌而出。没过多久，王善夫腿脚上的肿胀也消散了，身体逐渐恢复如常。从此，黄柏的神奇药效就被民间所传颂。

食疗药膳

黄柏清热燥湿良

1.丹参黄柏酒

材料：黄柏10克，丹参30克，白酒500克。

黄
柏

做法：黄柏、丹参泡入白酒中，7日后服用，每日 20~30 毫升，每日 2~3 次。

功效：清热凉血、活血。

适宜人群：便秘、痤疮等症者。

2.黄柏绿豆汤

材料：黄柏 10 克，绿豆 250 克，白糖适量。

做法：黄柏煎水去渣，加入绿豆煮汤至烂熟，放入白糖，凉服。

功效：清利湿热，泻火解毒。

适宜人群：暑热烦渴、水肿、湿疹湿疮等症者。

 医家应用

《黄帝内经》中提到："肾欲坚，急食苦以坚之，用苦补之。"五脏都有自己的天性，顺遂五脏本性称为"欲"，违背其性则称为"苦"，本脏所苦为泻，本脏所欲为补。肾藏精，主闭藏。肾欲坚，实际上是肾的坚固肾精作用。张介宾说过，肾具有主闭藏的作用，肾气贵在周密坚固，故称为肾欲坚。因此，"苦坚肾"就是认为苦味具有补益肾阴、肾精的作用，从而达到肾精坚固的状态。明代医家吴昆认为一般苦味药因为气寒可以滋肾，苦能坚肾，就称为补，而咸可以软坚则称为泻。黄柏气寒，《本草经解》认为黄柏"禀天冬寒之水气，入足少阴肾经"，味苦则能坚阴补肾。

阴虚则火旺，火旺则阴更虚。黄柏的寒能制约清除火热，这样可使肾水滋润阴液得以助长。名医朱丹溪以黄柏一味名大补丸，将黄柏用盐水炮制过后以助入肾，可以降阴火进而救肾水。如果体内有湿热积存，阻遏体内生机，津液化源不足，则湿热伤阴，转为消渴。黄柏能够清热燥湿，祛邪以使生机恢复，阴津得以正常生产，显然黄柏是补肾强阴，清热燥湿，两收其益。综上，消渴之阴虚、火旺、湿热等皆可治疗，因此黄柏在临证时成为治消渴的佳品。

在临床上，《独行方》用一升水煮 500 克黄柏需三五沸，当出现口渴就饮用，饮一些时日，可以治消渴尿多能食；《太平圣惠方》中提到，

黄柏

治疗消渴，小便不利，用黄柏250克，水煎去渣，随意饮之就能治疗。因此，黄柏在当前临床治疗糖尿病（中医病名为消渴）中具有很好的前景。

 中药诗词

满庭芳·静夜思

［宋］辛弃疾

云母屏开，珍珠帘闭，防风吹散沉香。

离情抑郁，金缕织硫黄。

柏影桂枝交映，从容起，弄水银堂。

连翘首，惊过半夏，凉透薄荷裳。

一钩藤上月，寻常山夜，梦宿沙场。

早已轻粉黛，独活空房。

欲续断弦未得，乌头白，最苦参商。

当归也！茱萸熟，地老菊花黄。

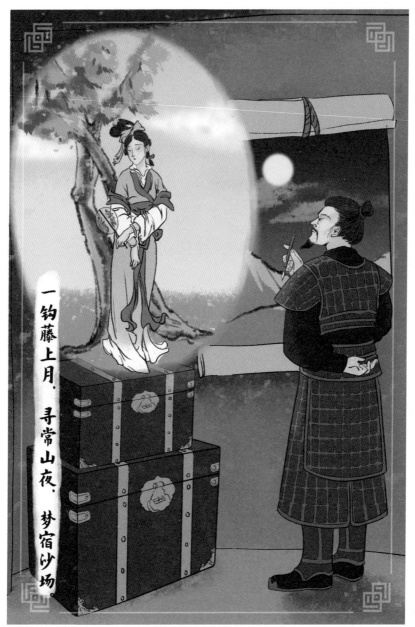

一钩藤上月，寻常山夜，梦宿沙场。

黄柏

诗词鉴赏

据说，辛弃疾与妻子范氏新婚不久，便征战沙场。到军营后不久，他便开始思念家中的妻子。在月圆之夜，他的脑海里浮现出妻子倚着黄柏树翘首盼望君归的场面。于是便挥笔写下了这首嵌入25味中药名称的奇词。大家读罢，会发现词中依次出现的中药有云母、珍珠、防风、沉香、郁金、硫黄、黄柏、桂枝、肉苁蓉、水银、连翘、半夏、薄荷、钩藤、常山、缩砂仁、轻粉、独活、续断、乌头、苦参、当归、茱萸、熟地、菊花。虽然这首词嵌入大量中药名词，但却一点也不生硬，反而像是浑然天成，显得情趣盎然。

知识拓展

黄柏原名黄檗（bò），檗意通襞（bì），意思是衣服上打的褶子，泛指衣服的褶皱。黄檗树皮厚实，纵向沟裂明显，故名檗，其色黄，故称黄檗，现在简化为黄柏。黄柏一般需要生长15~20年才能取皮入药，生长周期很长，所以药材来之不易。国内外医药界普遍认为黄柏是清热燥湿药材中的上品。

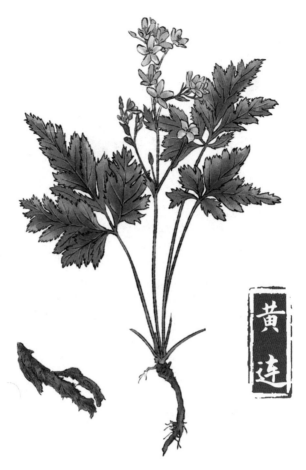

　　黄连味苦，性寒；归心、脾、胃、肝、大肠、胆
经。为毛茛科黄连属植物黄连、三角叶黄连或云连的
干燥根茎。具有清热燥湿，泻火解毒之功效。主治湿
热痞满，呕吐吞酸，湿热泻痢，高热神昏，心烦不寐，
血热吐衄，痈肿疔疮，目赤牙痛，消渴，外治湿疹，
湿疮，耳道流脓。

功效应用

其功利于病，
有客嫌苦口。

黄连的主要作用有：

第一，用于胃肠湿热，泻痢呕吐。本品大苦大寒，清热燥湿之力胜于黄芩，尤长于清中焦湿热。用于治疗湿热中阻，气机不畅，脘腹痞满，恶心呕吐，一般与黄芩、干姜、半夏等同用，治疗湿热，轻者单用即有效。若泄泻腹痛，里急后重，可与木香同用。若泄泻身热者，配伍葛根、黄芩、甘草等也能起到很好的疗效。如果下利脓血，又可以配伍当归、白芍、木香等。

第二，用于火热炽盛、高热烦躁。本品泻火解毒，尤善清心经实火，若三焦热盛，一般与黄芩、黄柏、栀子等清热药物搭配为用。若热邪炽盛，阴液已伤，心烦不眠，常配伍黄连、白芍、阿胶等。

第三，用于痈疽疔毒，皮肤湿疮，耳目肿痛。本品清热燥湿，泻火解毒，用于治疗痈肿疔毒，多与黄芩、栀子、连翘等清热药物同用。治疗皮肤疮，也可以用黄连制成软膏，外敷使用。

由于黄连的苦寒之性，其禁忌证的记载颇多。古籍记载气血亏虚的患者，由于脾胃功能比较虚弱，气血不足，容易导致惊悸失眠，进而发生烦热、焦躁、口渴。血虚容易导致虚热，泄泻腹痛，小儿容易发生水痘疮疡。阳虚而导致的泄泻，以及体内真阴不足、烦躁不安等，治疗时都要禁用黄连，避免病情加重。

所以现在很多人治疗痢疾，大多以苦、燥为治疗原则。如果患者患病初期体内正气尚且充足，发生的痢疾多为血痢，口服苦寒之品治疗，症状消失即建议停用药物，以免苦寒伤胃。如果患者体质差，体虚而畏寒，则不宜服用这类苦燥之品。

🌿 注意事项

本品大寒，长期大量服用容易损伤脾胃，脾胃虚寒者忌用；黄连苦燥易伤阴津，阴虚津伤者慎用。

黄连

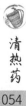
中药代茶饮

黄连茶

> 材料：黄连 0.5 克，绿茶 5 克，白糖 15 克。

做法：将所有材料放入杯中，用 200 毫升开水冲泡 5~10 分钟即可，冲饮至味淡。

功效：具有泻火解毒，燥湿，杀虫，抗菌之功。可以治疗热病心烦、发热、菌痢、咽喉肿痛、目赤、口腔溃烂。

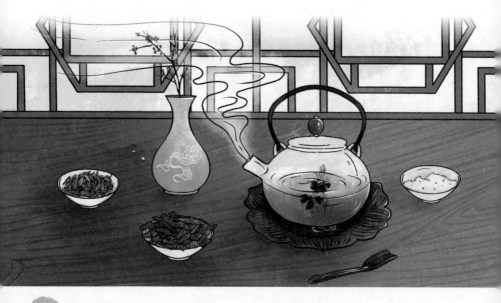

中药传说

紫菀朝霞雨，
黄连夕照烟。

    从前，有一位姓陶的医生，他家的园子专门用来种植药草给人看病。由于陶医生医术高明，远近都有人请他去看病。陶医生经常外出，于是请了一位姓黄的帮工管理园子。陶医生的掌上明珠妹娃对药草很感兴趣，每天都会去园子里看一看。

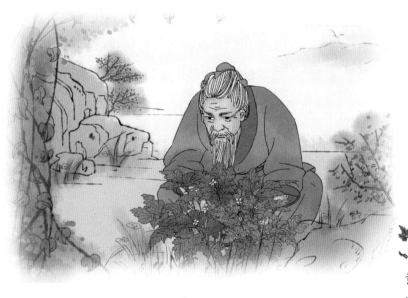

黄连

一天，妹娃突然得了一种怪病，全身燥热，上吐下泻，仅仅三天，就变得瘦骨嶙峋。陶医生外出未归，妹娃的母亲只好请当地另一位名医前来给女儿治病。这位名医是陶医生的朋友，诊治十分细心，但连服三剂中药都未见效，妹娃腹泻加重并伴有出血。

帮工突然想起园子里种植的黄绿色小花，前段时间自己咽痛，偶然摘下一片叶子咀嚼，咽痛竟然减轻。后来他又嚼了两片叶子，当天咽部就不痛了。想到这里，他就连根带叶拔了一株，煎成一碗水，让妹娃喝下，不久妹娃就痊愈了。陶医生回来后，得知事情的经过后，十分感慨地说："妹娃是肠胃湿热，一定要用清热燥湿的药才医得好。这开黄绿花的小草，看来有清热燥湿的功效啊！"

因为这位帮工姓黄名连，为了感谢他，这药材便取名为黄连。

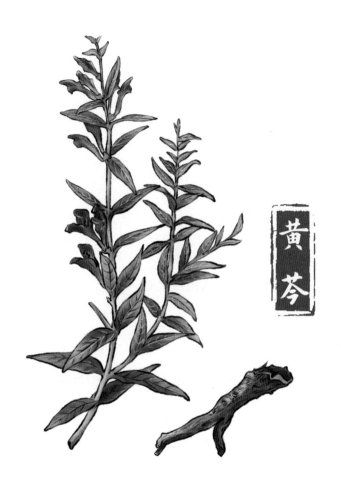

黄芩味苦，性寒；归肺、胆、脾、大肠、小肠经。为唇形科黄芩属植物黄芩的干燥根。具有清热燥湿，泻火解毒，止血，安胎的功效。主治湿温，暑湿，胸闷呕恶，湿热痞满，黄疸泻痢，肺热咳嗽，高热烦渴，血热吐衄，胎动不安。

黄芩

黄芩又名条芩、黄金茶、山茶根、烂心草。茎茎耸立，对叶而生，蓝紫花苞，单侧而开。黄芩春、秋二季采挖，除去须根和泥沙，晒后撞去粗皮，晒干。

功效应用

黄芩在《神农本草经》中被列为中品药物，对其记载为："主诸热黄疸，肠澼，泄痢，逐水，下血闭，（治）恶疮，疽蚀，火疡。"黄芩可以清热燥湿，泻火解毒，止血，安胎，用于治疗身热、胸闷、恶心、胃中满闷、腹泻、黄疸、咳嗽、高热烦渴、皮肤红肿、胎动不安等疾病。现代药理研究表明，黄芩有效成分具有抗微生物、调节免疫、降压、降脂、利尿、抗氧化、抗癌等作用。

黄芩在中医内、外科治疗中皆有广泛应用，与不同药物配伍可以治疗不同疾病。黄芩配伍柴胡，柴胡疏肝，黄芩泄热，可治疗胁肋灼痛、胀痛、目黄、小便黄、身黄、发热、口苦、纳差、恶心呕吐等症状，方如小柴胡汤、大柴胡

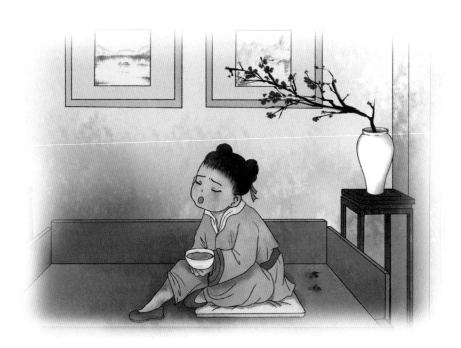

汤。黄芩配伍黄连，二药都有清热燥湿功效，黄芩善清肺与大肠火热，黄连善清心火而除湿火郁结，可治疗高热、烦躁及皮肤红肿等症状，方如葛根芩连汤。

🌿 用法用量

内服：黄芩 3~10 克，煎服。清热多生用，安胎多炒用，清上焦热酒炙用，止血炒炭用。

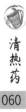

✿ 注意事项

　　黄芩苦寒，脾胃虚寒者慎用，表现为食冷或遇冷腹痛、易腹泻。

✿ 食疗菜谱

1. 黄芩鸭蛋汤

　　材料：黄芩片 10 克，鸭蛋 4 枚，葱花、油、盐适量。

　　做法：锅内放入适量油，烧至五成热，下入鸭蛋液炒泡，加入清水、黄芩片及盐，煮至入味后，加入适量葱花。

　　功效：清热泻火，解毒止痛，滋阴燥湿。

2. 黄芩竹叶汤

　　材料：黄芩片 10 克，竹叶 50 克，冰糖适量。

做法：黄芩片入锅，加入适量清水、冰糖及竹叶，煮入味。

功效：清热泻火，解毒利尿，生津燥湿。

3.黄芩甘草冬瓜汤

材料：黄芩片 10 克，甘草片 10 克，冬瓜 500 克，食盐适量。

做法：冬瓜洗净去子，切成块，入锅，加入清水、黄芩片、甘草片，煮 15 分钟后，放食盐入味。

功效：清热泻火，解毒止痛，化痰止咳。

中药传说

神僧释昙延，生活在南北朝末至隋初的开皇年间，16 岁出家，悉心研佛，深谙精髓。后云游天下、讲经说法，在周太祖时期被尊为高僧，为朝野敬仰，但昙延依旧偏爱闲云野鹤般的游僧生活。

一日，昙延高僧游历到京都中朝西山岭一带，看到这里群山环抱、云遮雾障、溪水潺潺、奇花异草的美景，对此甚是迷恋。他看到当地的老人都鹤发童颜，精神矍铄，甚是惊奇。昙延上前询问缘由，得知是常年饮用山上一种野生植物的茎叶泡制而成的茶水的缘故，当地人称之为"土黄金"。昙延高僧品尝后，顿感口内爽滑，润喉回甘，荡气回肠。观其茶汤，色泽金黄、晶莹清澈，堪为"圣水"。昙延高僧认定此地乃藏经纳宝之地、祈福迎祥之所，自此，长留此地。

周太祖得知后特别高兴，特在此地为昙延高

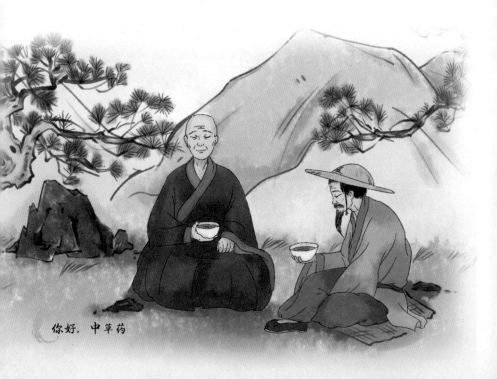

你好，中草药

僧建造一座庙宇，并赐名"云居寺"。隋大业年间，静宛法师云游至此，也留在此地从事碑版刻经。其间，"黄金茶"也随着佛法的传播，在民间广泛流传。当地百姓纷纷上山采集，而后回家熬汤饮用，既安神去火，又祛病养生。明代医家李时珍将此草收入《本草纲目》中，并命名为黄芩，称其既可入药，又可饮用。

叶天士《临证指南医案》吐血医案三则

医案一：患者，脉数，舌心灰，咳痰有血，频呕络伤，致血随热气上出，仍理气分。

方药：桑叶、天花粉、薏苡仁、川贝、黄芩、茯苓

医案二：王（氏）入夏呛血，乃气泄阳升，幸喜经水仍来，大体犹可无妨。近日头胀，脘中闷，上午烦倦，是秋暑上受，防发寒热。

方药：竹叶、飞滑石、杏仁、连翘、黄芩、荷叶汁

医案三：严（四二）脉数涩小结，痰血经年

黄芩

屡发，仍能纳食应酬，此非精血损怯，由乎五志过动，相火内寄肝胆，操持郁勃，皆令动灼，致络血上渗混痰火，必静养数月方安，否则木火劫烁，胃伤减食，病由是日加矣。

方药：牡丹皮、薄荷梗、菊花叶、黑栀子、淡黄芩、生白芍、郁金、川贝

医案一患者咳嗽，痰中带血，频繁咳嗽、呕血，脉数，舌心灰，肺脏络脉受损，出现咯血，名医叶天士认为其病在气分，故选用天花粉、川贝、黄芩清热凉血，薏苡仁、茯苓健脾，桑叶透邪外出。医案二王某入夏以来出现咯血，月经仍有，头胀，腹部满闷，上午心烦倦怠，名医叶天士认为是秋暑困扰，要防止外感，故选用黄芩、连翘、滑石清热凉血，杏仁降逆止咳，竹叶、荷叶透邪外出。医案三严某，咳痰带血多年，频繁出现，饮食尚可，脉数而有停顿，名医叶天士认为这不是精血亏损，而是情绪波动过大，导致肝气郁结化火，要其静养几月，不可再动怒，适当减少饮食，故选用丹皮、栀子、黄芩、川贝清热凉血，薄荷、菊花、白芍、郁金养肝柔肝。

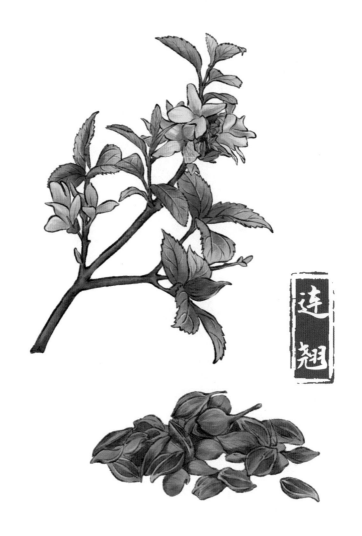

　　连翘味苦，性微寒；归肺、心、小肠经。为木犀科连翘属植物连翘的干燥果实。具有清热解毒，消肿散结，疏散风热的功效。主治疮痈肿毒，瘰疬痰核，风热外感，温病初起，热淋涩痛。

连翘别名黄奇丹、落翘、黄花条等，主要来源是木犀科植物连翘的干燥果实，连翘主产于山西、河南、陕西、山东等地。秋季果实尚带绿色时，就可以采收，除去杂质蒸熟晒干。

功效应用

千步连翘不染尘，

降香懒画蛾眉春。

连翘作为一味能清热解毒，消肿散结，疏散风热的中药，被广泛地用于治疗痈疽、瘰疬、乳痈、丹毒、风热感冒、温病初起等。配伍时也多与清热的药物相配。

中医学认为，连翘状似人心，两片合成，轻清气浮，归经时也应当归心经。而疮痈之流，与心经热毒有关。因此，提到味苦、性微寒的连翘，中医总会格外强调它清心解毒、消痈散结的功能，更是称它为"疮家圣药"。现代药理学对连翘的有效成分研究亦日益深入，其主要有效成分为连翘苷，连翘脂苷，齐墩果酸等，连翘有着较好的解热抗炎、抗菌抗病毒作用，同时连翘在调节免疫、镇吐止呕、利尿降压等方面也有一定效果。

注意事项

由于连翘味苦、性微寒，所以脾胃虚寒，气虚发热，痈疽已经破溃以及脓稀色淡者忌服。

平日使用

谈及连翘的使用，许多人心中第一个浮出的名字多半是大名鼎鼎的中药方剂"银翘散"，这一首经典的名方出自清代名医吴鞠通的《温病条辨》，有辛凉透表，清热解毒之功效。主治风热感冒，发热头痛，口干咳嗽，咽喉疼痛，小便短赤。

银翘解毒片也是常见的中成药，具有疏风解表，清热解毒的功效。用于风热感冒，症见发热头痛、咳嗽口干、咽痛。

连翘

双黄连也是我们耳熟能详的中成药，双黄连这个名字自然不是两份黄连。"双"指的是双花，即金银花，黄是黄芩，连即连翘。双黄连具有疏风解表、清热解毒、祛风清热、解毒退翳的功效。用于外感风热所致的感冒，症见发热、咳嗽、咽痛及风邪热毒型单纯疱疹、病毒性树枝状角膜炎、病毒及细菌感染引起的上呼吸道感染、肺炎、扁桃体炎、咽炎等。

医案医话

连翘这一味药单用，可以治疗外感风热。民国时期的名医张锡纯老先生对连翘有颇为详细的讲解。

在张老先生看来，关于连翘，很多医家都没有提到连翘是可以用来发汗的，但其实在治疗外感风热时，使用一两连翘就能让人出汗，而且在发汗方面，连翘的发汗之力不仅柔和，还十分绵长。

张老先生曾用连翘30克左右治疗一位"风温初得"的少年，张老先生注意到少年一晚上都在微微地出汗，正是"柔和绵长"。夜尽天明，早上的时候少年的病就好了。

在治疗皮肤瘙痒方面，连翘也颇有效果。主要针对的是风热型的皮肤瘙痒。《黄帝内经》中说："诸痛痒疮，皆属于心。"上文中我们也提过，连翘是"疮家圣药"，所以对于体内有热，而又出现了皮肤瘙痒或同时有皮疹等症状的人，可以咨询医生后适量使用连翘煎汤服用。

种植条件

连翘喜欢温暖潮湿的气候。适应性强，既耐寒又耐瘠薄，喜充足阳光，对土壤的要求并不太严格，无论是在腐殖土中，还是砂质砾土中都能生长。生长期需要进行合理修剪，去弱留强，才能结出更多果实。在六月应清除多余的枝丫，并按具体情况进行除草等工作。同时注意防治病虫害，病害有立枯病，虫害有地老虎等。

连翘

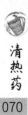 **中药故事**

关于连翘这味药的发现和应用，有一个让人倾心的小故事。

秋风萧瑟，花木摇落。一日，岐伯孤身一人，行走在山川之间，他先前是奉了黄帝的口谕，要他在这神州大地上，再寻些合适的解毒之物，来充盛宫中的储藏。

起初岐伯想着解毒多凭放血之法，还有催吐、泻下之法，如此药物定然是苦寒之极，生长之地也必然如此。他便直奔遥远的边疆地区，今天的川藏、新疆、甘肃等地，可找寻了许久，岐伯也没有找到特别合适的植物。

一不小心，他的脚下被绊了一下，猛地向前直生生地跌倒了。山间石料都是棱角分明，有些锐利之处，不弱刀斧，岐伯前倾的势头带着自身的重量，如悠荡而起的古钟，势大力沉，只是一下，就将腿上划了个血淋淋的伤口。岐伯见附近人烟稀少，只好忍着疼痛，自己简单包扎了一番，就

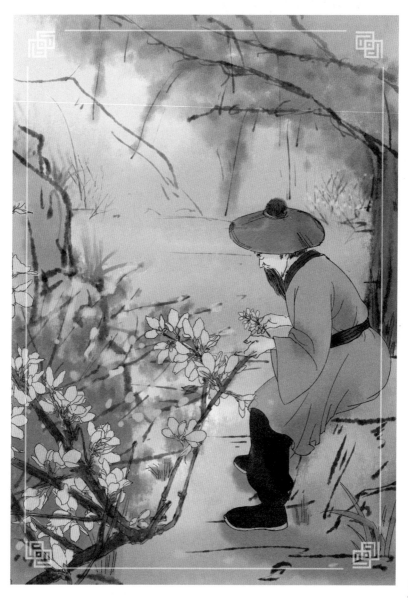

连翘

急匆匆地再次上路了。谁料雨淋日晒，伤口慢慢地发炎化脓，岐伯的体温也慢慢地升高了。就这样，在找药的路上，他终于病倒了。

天无绝人之路，此时一个进山嬉游的年轻人发现了奄奄一息的岐伯，年轻人也是经常野游的人，划伤破损都是寻常。年轻人见了岐伯的情况，当机立断，寻到了一株像迎春花的植物，摘了果实后带着岐伯一同返家，和其他药物同煎给岐伯服用，过了几日，岐伯身上的热渐渐退了，伤口也在年轻人的照料下好了起来。

这株植物后来被岐伯命名为连翘，又在他的住所旁种了许多，这个故事也随着这些明亮温柔的花朵一直流传至今。

迎春连翘姐妹花也并可入药

[当代] 傅义

迎春花样类连翘，

兼有资才品自超。

除了岐黄谁省识，

世人欣赏是妖娆。

诗歌鉴赏

　　傅义的这首小诗语言通俗，意理清晰，开篇写了迎春花与连翘二者形貌相似，都惹人喜爱，而后述说二者的区别，唯有医家精研，方可识别。无论是迎春花还是连翘，落入世人眼中，都是一番美景，令人欣赏喜爱。

连翘

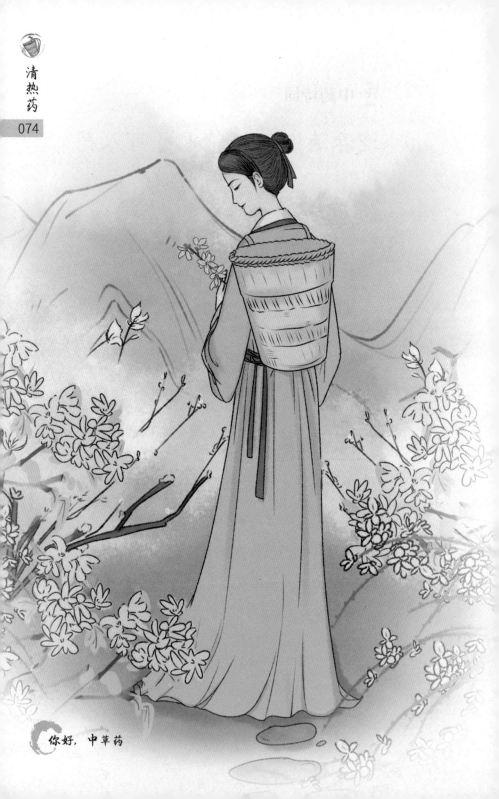

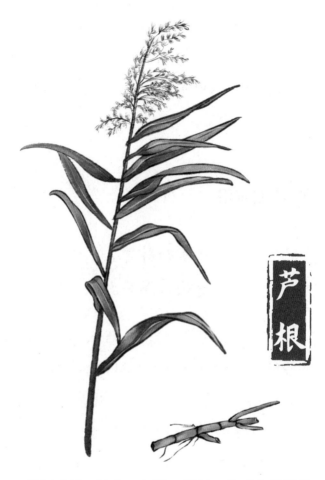

芦根味甘，性寒；归肺、胃经。为禾本科芦苇属植物芦苇的新鲜或干燥根茎。具有清热泻火，生津止渴，除烦，止呕，利尿的功效。主治热病烦渴，胃热呕哕，肺热咳嗽，肺痈吐脓，热淋涩痛。

芦根，别称芦茅根、苇根、芦头、芦柴根，是植物芦苇的根茎，生于江河湖泽、池塘沟渠沿岸和低湿地。《新修本草》曰："生下湿地。茎叶似竹，花若荻花。二月、八月采根，日干用之。"

🌾 功效应用

甘寒归肺胃，

清热止渴烦。

芦根采挖以后去掉泥沙，晒干，切段后就是中药芦根。芦根中含有多种药用功效，它的药用价值特别高，能治疗多种疾病。除应用于方剂配伍中，还能泡茶、煎汁饮用，也能煮粥食用。

芦根在临床上主要用于两个方面：清肺热而祛痰排脓，清胃热而生津止呕。它虽属性寒，但味甘、淡而力弱，用于清肺胃，只可作为辅助的药品。不过，正是因为味甘、淡，这也成为芦根的一个优点，即不滋腻，助生津时不会恋邪。所以，当治疗温病初期热在卫分和气分时，或热病后期如有伤津口渴的证候，都可以应用。此外，芦根尚有解毒功效，《日用本草》："解河豚鱼毒。"《本草蒙筌》："解酒毒、鱼蟹中毒。"

注意事项

芦根虽然无毒但它性属寒凉，所以寒性体质和脾胃虚寒的人不能服用。

中药故事

相传从前有一户姓田的人家，有一年在秋冬之交，由于孩子受了风寒，烧得满面通红，昏睡不起，田某急忙去镇上的药铺买药。

到了镇上，外号叫"刀黑心"的药店店主慢悠悠地对田某说："要退热，就得吃羚羊角，离了羚羊角，发热退不了。"田某急忙问道："羚羊角需要多少钱？"刀黑心说："退热需要五分

芦根

羚羊角，名贵药材，一分一两，五分五两银子。"
田某哪里有这么多银子，便向刀黑心哀求能不
能少要点钱。刀黑心把脸一沉说："买不起药
就别来，我还不想卖给你呢！"田某听了非常
气愤，但又没有办法，无奈之下只有忍气吞声
走出药店。

田某刚一迈出药店店门，就碰见了一个叫花
子。叫花子同情地对田某说："退烧不一定要吃

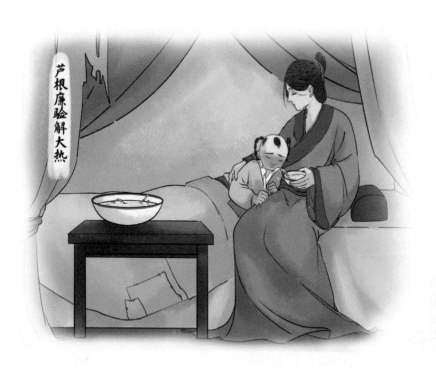

芦根廉验解大热

羚羊角，我教给你个法儿，不花一文钱，就可以退热。"田某听了非常感激，急忙向其求教。叫花子说："你赶快到池塘边挖些芦根，用水洗净后，给孩子煎成汤药喝，高热自然就退了。"

田某听后连忙到村外池塘边上挖了些鲜芦根，用水洗去根上的泥沙，切成半寸长，煎成汤给孩子口服。三剂过后，孩子热退病愈。

从此以后，村里的人都知道芦根能解大热，是一种退热药，谁家有高热的病人，便去挖些芦根，芦根也就成了一味不花钱便能退烧的草药。

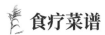 食疗菜谱

舌尖上的芦根

1.芦根饮

材料：芦根 50 克。

做法：芦根煎汤一碗加冰糖适量，内服，1日1次，早晨空服，连服1周。

功效：清火解毒。适用于内热胃火之口臭者。

2.芦根薄荷饮

材料：芦根 15 克（或鲜品 30 克）、薄荷 3 克（或鲜品 10 克）。

做法：先将芦根、薄荷叶用清水洗净，芦根切成段，锅中放入适量清水，芦根直接放入锅内，盖好锅盖。煎沸 10 分钟后，再将薄荷投入，煮片刻即成。

功效：薄荷疏风散热，芦根甘寒清肺，二者合用，可以宣发肺热、清降肺火、疏散表邪、生津利咽、止渴除烦。

禁忌：虚寒、湿重、泄泻者不宜。

3.芦根竹茹粥

材料：芦根 30 克（鲜品 60 克）、竹茹 9 克、粳米 100 克、生姜 2 片。

做法：将鲜芦根洗净，切成小段，与竹茹同煎取汁，去渣，入粳米煮粥，粥欲熟时加入生姜 2 片，稍煮即成。

功效：清热、除烦、生津、止呕。适宜于因高热引起的口渴、心烦、胃热呕吐或呃逆不止、妇女妊娠恶阻、肺痈、痰热咳喘，咳吐脓性浊痰等症。

禁忌：脾胃虚寒、有寒痰者不宜。

中药歌诀

芦根甘寒归肺胃，清热镇痛更利水。

烦渴呕吐胆结石，黄疸消渴斑疹暗。

中药诗词

采桑子·彭浪矶

〔宋〕朱敦儒

扁舟去作江南客，旅雁孤云。

万里烟尘。

回首中原泪满巾。

碧山对晚汀洲冷，枫叶芦根。

日落波平。

愁损辞乡去国人。

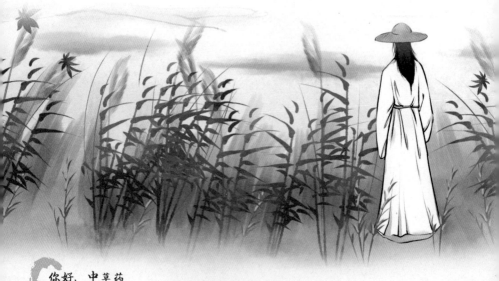

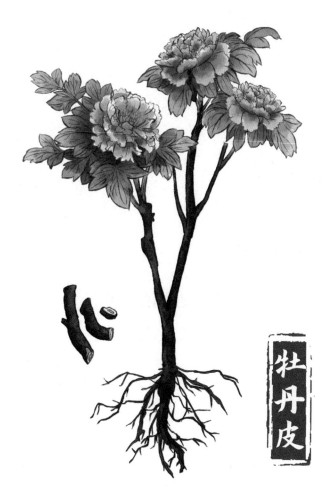

牡丹皮

牡丹皮味苦、辛，性微寒；归心、肝、肾经。为毛茛科植物牡丹的干燥根皮。具有清热凉血、活血化瘀的功效。主治温毒发斑，血热吐衄，温病伤阴，阴虚发热，夜热早凉，无汗骨蒸，血滞经闭及痛经，跌打伤痛，痈肿疮毒。

牡丹皮

牡丹皮，为毛茛科植物牡丹的根皮，选择栽培 3~5 年的牡丹，于秋季或春初采挖，洗净泥土，除去须根及茎苗，剖取根皮，晒干，或刮去外皮后，再剖取根皮晒干。前者称为"原丹皮"，后者称为"刮丹皮"。

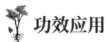 **功效应用**

> 凉血化瘀根皮用，
> 顾护容颜花茶煎。

中医认为，牡丹皮具有清热凉血，活血化瘀之效，因而常用于妇科、外科及出血性疾病。由于血热而导致的吐血、尿血、鼻衄、妇女经期血量过大等都可以配伍使用，跌打损伤、闭经、阑尾炎等病亦可以取其活血化瘀之功而使用。现代药理研究显示，牡丹皮具有退热、降压、抗菌等作用。

除去根皮药用，牡丹花朵亦可作代茶饮。李时珍指出：牡丹只取红、白两色的单瓣者入药，其他品种皆人工培育而成"气味不纯，不可用"。红花者偏于利，白花者偏于补。饮用牡丹花茶可使气血充沛，容颜红润，精神饱满，与玫瑰同饮效果更佳。

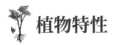

植物特性

一年春是牡丹时，
不负花时只有诗。

牡丹花寓意富贵吉祥，素有"花中之王"的美称，是一种观赏性极佳的花卉植物。家养牡丹花需要注意以下几点。

首先是季节和土壤。牡丹为深根性落叶灌木花卉，喜阳光，耐寒，爱凉爽环境而忌高温闷热，植物习性为"春生长、夏打盹、秋生根、冬休眠"。秋季温度适宜，凉爽干燥，也正是牡丹根系生长

牡
丹
皮

发育的时候，因此十分适宜牡丹移栽。选择透气性较好、深度足够的花盆，如泥瓦盆等。另外疏松肥沃、土层深厚的土壤有利于牡丹生长。

其次是光照和水分。俗话说阴茶花，阳牡丹。家庭种植牡丹最好将花盆置于阳光充足的房间，同时在盛夏时适当遮阴，以免晒伤。浇水频率不宜过高，花土维持略湿为好，每5~7天浇水一次即可，冬季间隔时间再延长。

最后是施肥和修剪。尽量选择有机肥，一年施三次肥便足够。第一次在新梢抽出，叶及花蕾正伸展时，第二次在花落后，最后一次则是秋冬根系生长之时。花谢后将残花剪去，每株留5~6枝，使树冠低矮，花朵密集。

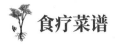 **食疗菜谱**

丹皮炖汤，不负春光。

牡丹皮地骨皮炖老鸽

材料：牡丹皮、地骨皮各15克，老鸽1只，生姜3片，盐适量。

做法：中药浸泡、洗净；老鸽宰洗净，与生姜一同放入炖盅，加入热开水1000毫升（约4碗量），加盖隔水炖约两个半小时，进饮时放入盐。

功效：牡丹皮、地骨皮均为清热类的中药，分别为牡丹和枸杞的根皮，有清热凉血、活血散瘀和清肺降火的功效。合而炖老鸽，虽带有清香的中药气味，但汤味醇香可口，有滋补肝肾、益气理血的功效，为春日女性调养的药膳汤饮。

牡丹皮

牡丹皮地骨皮炖老鸽

春日女性调养的药膳汤饮

功效：滋补肝肾，益气理血。

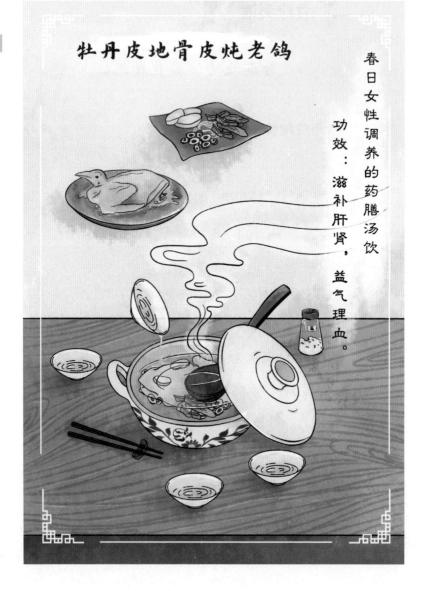

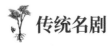 **传统名剧**

情不知所起，一往而深——《牡丹亭》

《牡丹亭》是有"东方莎士比亚"美誉的明代剧作家汤显祖的代表作，也是中国戏曲史上杰出的作品之一，与《西厢记》《窦娥冤》《长生殿》并称中国四大古典戏剧。从明代万历年间首次登上舞台，到四百年后世界巡演，可以说，《牡丹亭》在中国戏曲界的地位，堪比文学界之《红楼梦》、史学界之《史记》。汤显祖亦曾言"吾一生四梦，得意处唯在《牡丹》"。

《牡丹亭》用超现实的浪漫主义表现手法，描写了官家千金杜丽娘对梦中书生柳梦梅倾心相爱，竟伤情而死，化为魂魄寻找现实中的爱人，突破重重阻碍，人鬼相恋，终于感动天地，丽娘起死回生，与柳生永结同心的故事。该剧文辞典雅，语言秀丽，韵味盎然，留下了许多传世名句，我们耳熟能详的"情不知所起，一往而深""人易老，

牡丹皮

事多妨，梦难长。一点深情，三分浅土，半壁斜阳""原来姹紫嫣红开遍，似这般都付与断井颓垣。良辰美景奈何天，赏心乐事谁家院""如花美眷，似水流年"……都出自《牡丹亭》。

在推崇"存天理、灭人欲"的理学封建枷锁背景下，杜丽娘追求个性解放、向往美好爱情、勇敢对抗传统与现实，最终超越生死，与梦中人长相厮守，剧中处处体现的叛离意识和反抗精神在当时看来是极其前卫和特立独行的。除了剧情动人、词句优美，这种超越时代的自由至上的爱情观亦推动《牡丹亭》风靡百年，享誉世界。

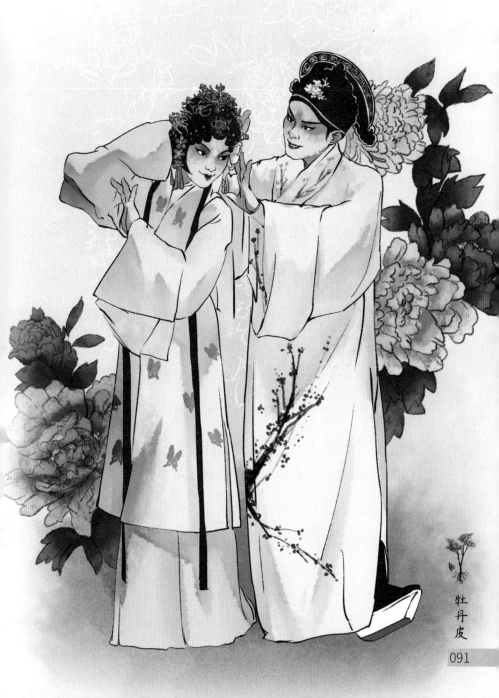

牡丹皮

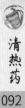

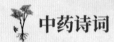 中药诗词

赏牡丹

[唐] 刘禹锡

庭前芍药妖无格，

池上芙蕖净少情。

唯有牡丹真国色，

花开时节动京城。

诗词鉴赏

　　《赏牡丹》这首诗，前两句以芍药"妖无格"和芙蕖"净少情"衬托牡丹之高标格及富于情韵之美，使牡丹兼具妖、净、格、情四种资质，可谓花中之最美者；最后以"花开时节动京城"，来表现人们观赏牡丹的热闹景象，以此赞颂牡丹为人赏爱的倾国之色。

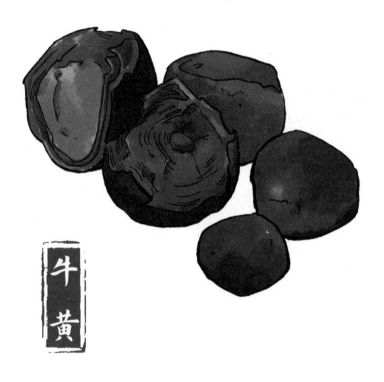

牛黄

牛黄味苦、甘，性凉；归心、肝经。为牛科动物牛的干燥胆结石。具有化痰开窍，凉肝息风，清热解毒的功效。主治热病神昏，小儿惊风，癫痫发狂，口舌生疮，咽喉肿痛，牙痛，痈疽疔毒。

牛黄

牛黄完整者多呈卵形，质轻，表面金黄至黄褐色，细腻而有光泽。由于天然牛黄很珍贵，国际上的价格要高于黄金，现在大部分使用的是人工牛黄。

功效应用

牛黄味苦、甘，性凉，归心、肝经，具有化痰开窍，凉肝息风，清热解毒的作用。我国用牛黄入药的时间很早，《神农本草经》将其列为上品。《日华子本草》认为牛黄可以治疗中风后的言语不利、妇女惊悸、季节性流行病、记忆力下降、虚弱等疾病。《本草纲目》认为水痘重症引发的精神错乱、胡言乱语可以使用牛黄开窍。现代药理研究发现，牛黄主要含胆红素；胆甾酸类成分：胆酸、去氧胆酸、牛磺胆酸等。还含有脂肪酸、卵磷脂、维生素D等。本品对中枢神经系统具有镇静、抗惊厥作用；对心血管系统具有强心、抗心律失常、扩血管、降血压的作用。还有解热、抗炎、镇痛、保肝、利胆、降血脂的作用。

明代医家缪希雍对牛黄做出了高度评价："牛生活在田野中，五行属土，吃的食物是百草，天地精华在牛体内凝结成牛黄，就像道家所说的内丹一样，具有解百毒、清热化痰、清心火、治疗惊悸的作用，是其他药物所无法比拟的。"

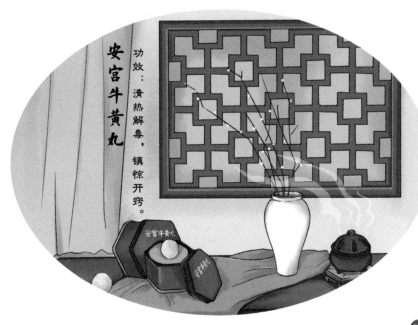

安宫牛黄丸

功效：清热解毒，镇惊开窍。

牛黄

历代名贵中成药均以牛黄为主药，如安宫牛黄丸、紫雪丹、至宝丹、六神丸、牛黄上清丸、牛黄解毒丸等。天然牛黄产量很少，价比黄金。牛黄用量较小，一般为0.15~0.35克，多入丸散用；外用适量，研末敷患处。

🫐 注意事项

牛黄使用过多可导致中毒，表现为胃肠活动增加、腹泻，骨骼肌活动增加，抽搐、痉挛。临床可表现为血压下降、心律失常、红细胞及血红蛋白减少，最后患者呈半昏迷或昏迷状态，终因呼吸循环衰竭而死亡。所以一旦发现中毒，应及时送往医院急救。

储藏牛黄时应注意遮光、密闭，置阴凉干燥处、防潮、防压。

🐾 牛黄品种

为了满足广大人民群众的用药需求，我国科研工作者积极研发牛黄量产和人工合成的技术。目前市场上共有牛黄及其代用品四种，即天然牛黄、体内培育牛黄、体外培育牛黄和人工牛黄。

天然牛黄为牛科动物黄牛或水牛胆囊、胆管或肝管中的结石。

体外培育牛黄为牛科动物牛的新鲜胆汁作母液，加入去氧胆酸、胆酸、复合胆红素钙等制成。

体外培育牛黄是运用现代生物工程技术，在牛体外模拟牛体内胆结石形成的原理和生物化学过程，经细菌培养，在多种酶的作用下，从而培育出的一种生物优质牛黄。体外培育牛黄其疗效和性能非常接近甚至超过天然牛黄，且主要药理成分比天然牛黄稳定，是天然牛黄的理想代用品。

人工牛黄是以牛胆汁酸、胆红素、胆固醇与无机盐（硫酸镁、硫酸亚铁和磷酸三钙）为原料，与淀粉混合而成，是人工配制的一种牛黄代用品。其制作工艺简单，价格较低，极大地满足了普通百姓的用药需求。但由于人工牛黄胆红素、去氧胆酸甲酯等含量较低，国家相关部门规定，其不得用于含牛黄类临床急重症中成药品种的生产。

牛黄可用深棕色玻璃瓶或铁盒储存，不宜冷存，以免变黑失效。一旦发霉，可用酒擦洗。牛黄使用过多可导致中毒，表现为胃肠活动增加、腹泻，骨骼肌活动增加，抽搐、痉挛，严重时需要及时送医急救。《别录》记载牛黄"疗大人狂癫，又堕胎"，故孕妇忌服。

🦠 中药传说

相传，牛黄是我国古代医学家扁鹊无意中发现的。一天，扁鹊正在整理煅制好的金礞石，

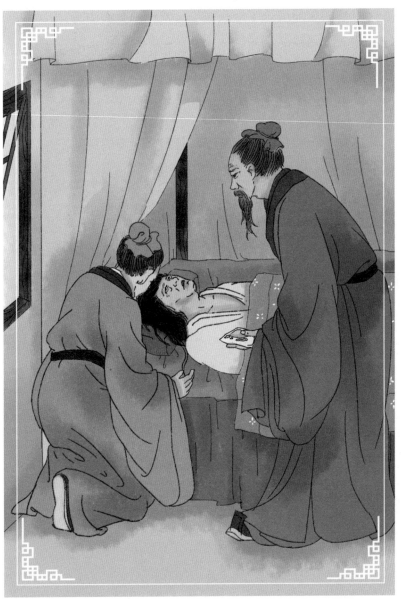

牛黄

此时，邻居阳宝杀了一头病牛，发现牛胆囊中有些像石头一样的东西，不知是何物，于是提着牛胆囊向扁鹊请教。扁鹊剖开牛胆囊取出两枚"石头"放在桌上，仔细地琢磨。

过了一会儿，阳宝又惊叫着跑来对扁鹊说他的父亲喘不上来气，在床上抽搐不停。扁鹊急忙赶去，只见阳宝的父亲双眼上翻，喉中呼呼有声。

扁鹊看罢，吩咐阳宝速至他家把桌上的金礞石研成细末，让其父亲服下。很快，阳宝的父亲便止住抽搐，气息平静。扁鹊回家后却发现桌上的两枚"石头"不见了。细寻之下，原来阳宝在慌乱中错把牛胆中的"石头"当成金礞石拿去了。扁鹊思忖："难道这种石头有豁痰定惊的功效？"次日，有意用其配药，给阳宝的父亲送去服下。不日，病奇迹般地好了。扁鹊将这种黄牛胆内的深黄色之物命名为"牛黄"。

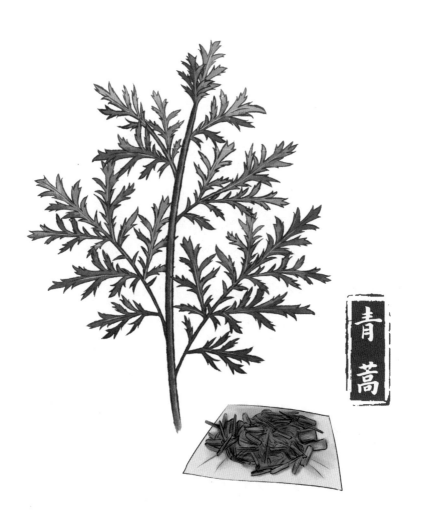

青蒿

青蒿味苦、辛，性寒；归肝、胆经。为菊科蒿属植物黄花蒿的干燥地上部分。具有清透虚热，凉血除蒸，解暑，截疟的功效。主治温邪伤阴，夜热早凉，阴虚发热，劳热骨蒸，暑热外感，发热口渴，疟疾寒热。

青蒿

青蒿于花蕾期采收，割取地上部分，切碎，晒干。青蒿气香，味苦。以质嫩、色绿、气清香者为佳。

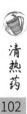 药材性状

青蒿的干燥全草，长60~90厘米。茎圆柱形，表面呈黄绿色或绿褐色，有纵向的沟纹及棱线，全体无毛，质轻，易折断，断面呈纤维状，黄白色，中央有白色疏松的髓。叶片部分脱落，残存的叶皱缩卷曲，绿褐色，质脆易碎。

功效应用

清热退蒸结暑热，
凉血燥湿止出血。

青蒿用于热病后期热伏阴分、夜热早凉、热退无汗之症，常与鳖甲、生地、知母等同用，如

青蒿鳖甲汤。也可用于阴虚潮热、骨蒸、盗汗。

青蒿用于暑湿外感，发热无汗，可与连翘、香薷、滑石、甘草等同用。若小儿夏季发热，也可与地骨皮、白薇、知母等同用。

青蒿用于急慢性肝炎及胆囊炎，常与黄芩、栀子、半夏、大黄、赤芍等同用。用于湿热病，多由外感时邪、内伤饮食生冷而致湿热壅滞肠中，症见腹痛，下痢赤白，里急后重，肛门灼热，常与葛根、黄芩、白扁豆等同用。

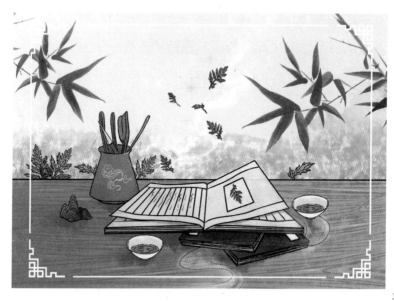

青蒿

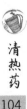

青蒿用于鼻衄、紫斑，治疗鼻衄可用鲜品捣汁加开水冲服，治疗紫斑可与生地黄、赤芍、牡丹皮、当归等同用。

中药福音

青蒿素——中医药献给世界的一份礼物

青蒿素是青蒿的精华，亦是当今世界上治疗疟疾的特效药之一。原产于我国的青蒿，现已在世界范围内广泛种植。普通野草从民间走进古籍，又从古籍走向世界，皆因其独特的芳香——为全球疟疾患者带来了健康的福音。

注意事项

1. 青蒿气味芳香，对肠胃刺激不大，与一般苦寒药又伤脾胃者不同，但有泄泻者仍不宜用。出汗多者也要慎用。

2. 青蒿虽可用全草，但主要靠其叶，清透解肌。青蒿子无退热功能，但可治疗便秘。

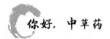

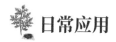 **日常应用**

1.青蒿茶

> 材料：绿茶 2 克、青蒿 15 克。

用法：将青蒿快速洗净，滤干，与绿茶一起放入杯中，用刚烧开的沸水冲泡大半杯，立即加盖，5 分钟后可以饮用。

主治：功能性低热。特别是对血虚低热者有独到的功效，长期低烧又不明原因者，可以常饮此茶作辅助治疗。

2.三叶青蒿茶

> 材料：青蒿 15 克、青竹叶 1 把、鲜藿香叶 30 克、茶叶 10 克。

做法：青蒿、青竹叶、鲜藿香叶洗净煎汤取汁冲泡茶叶即成。用于中暑。

3.青蒿粥

材料：鲜青蒿 100 克（干品 30 克）、粳米 50 克、白糖适量。

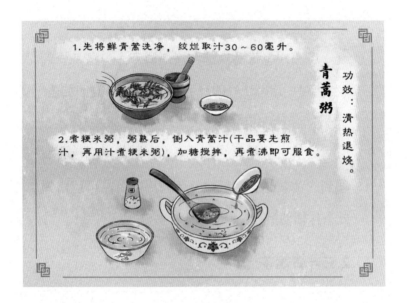

1.先将鲜青蒿洗净，绞烂取汁30～60毫升。

2.煮粳米粥，粥熟后，倒入青蒿汁(干品要先煎汁，再用汁煮粳米粥)，加糖搅拌，再煮沸即可服食。

青蒿粥

功效：清热退烧。

主治：外感发热、阴虚发热、恶性疟疾的发热等。

医家应用

明代医家李时珍用青蒿蠹虫即青蒿节间虫捣和朱砂、汞粉各五分（相当于现在的 1.5 克），制作成丸如粟米大小，1 岁 1 丸，生人血即人的乳汁的别名，药丸和着乳汁服下，对于治疗小儿急慢惊风效佳。李白写诗赞其曰：

一半朱砂一半雪，其功只在青蒿节。

任教死去也还魂，服时须用生人血。

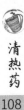 中药诗词

本草诗

[清] 赵瑾叔

入药青蒿只取中，根茎子叶用休同。

温除痎疟偏多效，熟退劳伤大有功。

止却血脓盈耳出，去将蒜发满头蒙。

采来酸醋应须拌，最喜芬芳叶可充。

知识拓展

　　青蒿味苦、辛，性寒，无毒，入肝、胆二经。用于暑邪发热，阴虚发热，夜热早凉，骨蒸劳热，疟疾寒热，湿热黄疸。该品苦寒清热，辛香透散，善使阴分伏热透达外散，为阴虚发热要药，此外兼有解暑，截疟之功。

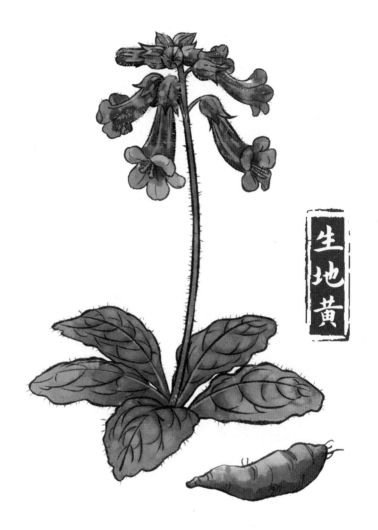

生地黄

生地黄味甘，性寒；归心、肝、肾经。为玄参科植物地黄的新鲜或干燥块根。具有清热凉血，养阴生津的功效。主治热入营血，舌绛烦渴，斑疹吐衄，阴虚内热，骨蒸劳热，津伤口渴，内热消渴，肠燥便秘。

生地黄

　　地黄为玄参科植物地黄的新鲜或干燥块根，因其地下块根为黄白色而得名地黄。地黄夏季开花，花大数朵，呈淡红紫色，花期过后块根迅速生长。秋季采挖，除去芦头、须根及泥沙，鲜用为鲜地黄；烘焙干燥后为生地黄，若蒸制后再烘干则为熟地黄。鲜地黄、生地黄与熟地黄虽为一源，但药性和功效也有较大的差异，依《中华本草》功效分类：鲜地黄清热生津，生地黄清热凉血，熟地黄补血滋阴。

功效应用

地黄饲老马，

可使光鉴人。

　　地黄是"四大怀药"之一，有着悠久的历史，早在周朝时便被列为皇封贡品，唐宋时期更是经丝绸之路传入亚欧各国。生地黄清热凉血、养阴、生津，用于治疗热病舌绛烦渴、体虚发热、吐血、鼻衄、斑疹、月经不调及痛经等病。

现代药理研究证实，生地黄具有一定的强心、利尿、升高血压、降低血糖、解热消炎、促进血液凝固等作用。

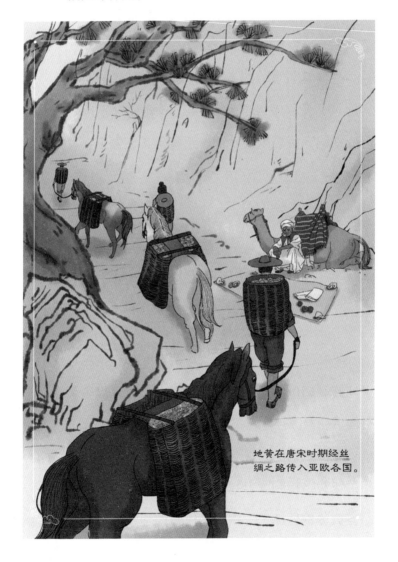

地黄在唐宋时期经丝绸之路传入亚欧各国。

生地黄

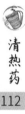

🌿 注意事项

服用地黄，禁忌有二：食材与器具。

在食材方面，《品汇精要》明确表示地黄忌萝卜、葱白、薤白。

在器具方面，《雷公炮炙论》强调了勿令（地黄）犯铜铁器，炮制或烹制地黄时不用铜锅或铁锅，可以采用砂锅以及陶土工艺器皿。

🌿 文化传承

丹田自宿火，
渴肺还生津。

早在一千多年前，中原地黄产区群众就将地黄"腌制成咸菜，泡酒、泡茶而食之"，至今仍有地黄切丝凉拌，煮粥而食的烹饪方法。

东汉时期的《说文解字》中便有食用地黄的相关记载，提到国君在招待士大夫时会用一种专门盛放羹的器皿——铏来盛放羊肉地黄，这是一种礼仪规定。

据考证，东汉年间，地黄与蜂蜜煎煮成为当时流行的养生风气。南北朝《齐民要术》时期，种植地黄已经和北方种植小麦，南方种植水稻一样普及开来，相关栽培技术逐渐成熟。

随后百余年间，地黄已然成为百姓饭桌上的常客，文人墨客诗词中的描绘对象。宋代王质的《沁园春·闲居》中便有"山芋芼羹，地黄酿粥"之句；《红楼梦》中亦有宝玉为晴雯更改药方加地黄的情节。

食疗菜谱

酥暖薤白酒，
乳和地黄粥。

1.地黄生姜粥

材料：谷米、生姜、地黄、红糖适量。

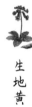

生地黄

做法：谷米熬制白粥，将地黄和生姜绞出汁，冲化红糖后拌入粥里食用。

功效：温中补气。对于经期和产后失血过多的女性有很好的除去恶血的作用。

2.甘蔗生地茶

材料：生地黄3克，鲜甘蔗（去皮）200克，绿茶3克。

做法：将甘蔗切成小块，用水煎煮甘蔗、生地黄至水沸后，泡绿茶饮用，可加冰糖。

功效：清热养阴，或热病伤阴者可饮。

3.枸杞生地酒

材料：生地黄300克，枸杞子250克，陈年黄酒1500毫升。

做法：将枸杞子、生地黄共捣碎，置于干净瓶中，用陈年黄酒密封浸泡15天，过滤去渣即可。

功效：补益肝肾，明目。适用于视力减退、视物模糊者。

4.地黄乌鸡汤

材料：乌鸡一只，地黄、蜂蜜、姜汁红糖、生姜、葱段、枸杞、盐、胡椒粉适量。

做法：首先将地黄洗净切片，将蜂蜜和姜汁红糖裹在地黄切片上，乌鸡处理干净，剖开乌鸡肚子装入糖渍地黄。

其次将乌鸡放入砂锅，以清水加入生姜、葱段和枸杞等材料炖煮，煮到骨肉酥软相互脱离，撒盐、胡椒粉调味后即可食用，滋味清甜醇厚，汤品更加。

功效：益气滋补，增强记忆力、免疫力。

生地黄

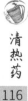
中药故事

　　岁晏无口食，

　　田中采地黄。

　　传说在唐朝时，有一年瘟疫肆虐，无数百姓因病丧命。怀庆府县令到神农药王庙祈求神佑，得到了一株根状的草药，块大而短，形似萝卜，色微黄，味微苦。送药人称此药为地皇，意为"皇天赐药"，且神农山北草洼有许多这种药。

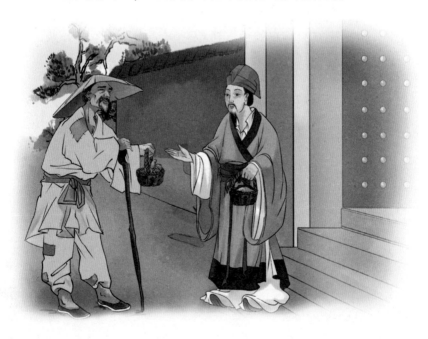

县太爷便命人上山去采挖，果然神效，百姓因而得救。瘟疫之后，大家纷纷开始引种此药于自家农田，由于此药色微黄，久而久之便被称作"地黄"。

🌿 **中药诗词**

采地黄者

[唐] 白居易

麦死春不雨，禾损秋早霜。

岁晏无口食，田中采地黄。

采之将何用，持以易糇粮。

凌晨荷锄去，薄暮不盈筐。

携来朱门家，卖与白面郎。

与君啖肥马，可使照地光。

愿易马残粟，救此苦饥肠。

生地黄

诗词鉴赏

　　本诗描述了干旱饥荒之年，底层百姓在临近年关之时仍家无斗储，被迫早出晚归采摘地黄，以求与富贵人家换取粮食，然而官家却将这得之不易的地黄给马匹当作草料。结尾两句"愿易马残粟，救此苦饥肠。"更令人振聋发聩：采地黄者甚至愿意以地黄换取马吃剩的粟米，来填补受苦受难的饥饿肠胃。这鲜明的对比令作者无奈，也令读者关注到以采地黄者为代表的贫苦人民的艰难生活，读来触人心弦。

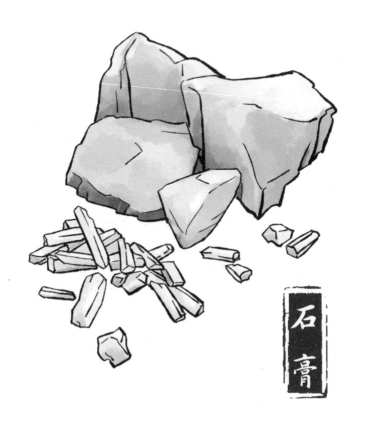

石膏味甘、辛，性大寒；归肺、胃经。为硫酸盐类矿物硬石膏族石膏，主要含含水硫酸钙。具有清热泻火，除烦止渴，敛疮生肌，收湿，止血等功效。主治温热病气分实热证，肺热喘咳证，胃火牙痛，头痛，实热消渴，溃疡不敛，湿疹瘙痒，水火烫伤，外伤出血。

石
膏

石膏采挖后除去泥沙及杂石，生用或煅用。煅石膏主要含无水硫酸钙。

功效应用

内服外用效不同

石膏性寒，生用清热泻火、除烦止渴，可治疗肺胃实热诸证。《雷公炮制药性解》记载："味辛甘，性寒，无毒。入肺、胃二经。主出汗解肌，缓脾益气，生津止渴，清胃消痰……石膏辛走肺，甘走胃，所以主发散，仲景名为白虎，盖有两义，一则以入肺，一则以其性雄。"中医处方中，石膏常与知母相配，以增强清热之功。煅石膏研末外用，具有清热、收敛、生肌之功效，可以治疗疮疡肿痛。现代药理研究表明，石膏具有解热、镇静、解痉等作用，外用能够降低血管通透性、消炎、敛疮。

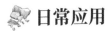

注意事项

石膏性寒，脾胃虚寒及血虚、阴虚者忌服。

日常应用

糅炼和之功用多

石膏在建筑、工业、医药、农业、食品、工艺美术等领域都有广泛应用。

在建筑领域，石膏是一种古老的建筑材料，早在公元前 2000 年埃及金字塔的建造中就使用了石膏。现代建筑中，石膏可用于室内抹灰及粉刷，具有不易脱落、无毒、无味等优点，是一种绿色生态建筑材料。以石膏为原料制成的石膏板，如纸面石膏板、纤维石膏板、装饰石膏板等，都具有质轻、隔热、吸音等特点，常被用作建筑的墙面及装饰。

在工业领域，石膏也是重要的工业材料。因其凝结硬化快，可塑性强，常用于模型制作。在硫酸生产、纸张填料、油漆填料等工业生产中也多有石膏的参与。教学用品粉笔也是以石膏为原料制成的，加入各种颜料则可做成彩色粉笔。

在医药领域，石膏是一味常用的清热药，可用于治疗外感热病、高热烦渴、肺热喘咳、胃火亢盛所致的牙痛等症状，还可以用于骨折固定。

在农业领域，石膏可改良碱性土壤，改善土壤结构，增加钙、硫成分。

在食品加工领域，石膏可用于生产食品级碳酸钙，也可用于制作豆花、豆腐。

在工艺美术领域，将石膏和水按照一定比例稀释后倒入人像模具中可以制成石膏像。

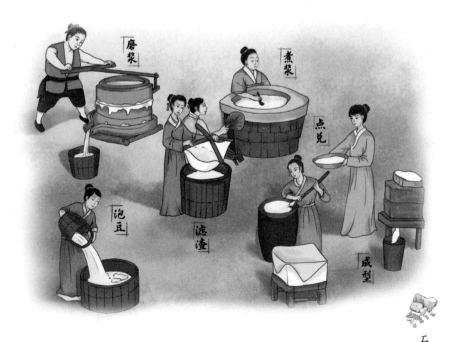

趣味百科

1.豆腐——南北之别在石膏

豆腐细嫩可口，是深受人们喜爱的食品。李时珍在《本草纲目》中记载豆腐的功效："益气和中、生津润燥、清热解毒。治赤眼、消渴、休息痢，解硫黄、烧酒毒。"据文献记载，豆腐的制作工艺在东汉时期就已经十分成熟，需要经过泡豆、磨浆、滤渣、煮浆、点兑、成型等步骤。全

磨浆

煮浆

点兑

泡豆

滤渣

成型

石膏

123

国各地的豆腐制作工艺大致相同，但南方豆腐和北方豆腐亦有些许区别。

北豆腐在点浆过程中使用的凝固剂为卤水，而南豆腐则用石膏。石膏与卤水的区别，也是造成了南北豆腐口感差异的主要原因。石膏的凝固速度相对较慢，制得的豆腐持水性和弹性更好，口感更细嫩，故南豆腐也称"嫩豆腐"。卤水的凝固速度快，制得的豆腐持水性差，口感不如南豆腐细嫩，故北豆腐也称"老豆腐"。

2.失水吸水多变身

石膏为碳酸钙的水合物，含有水分子数目不同，其特性也存在差异。中医入药的是生石膏，通常简称石膏，含有两个水分子，又称二水石膏、软石膏。生石膏加热失去水分子，可得到无水石膏，又称硬石膏。

生石膏在加热过程中，使用不同的加热温度和加热方式，还能够得到两种不同性质的半水石膏，即建筑石膏、高强石膏。其中，建筑石膏表面光滑饱满、颜色洁白、质地细腻，常用于室内抹灰和粉刷；高强石膏的强度和密实度更高，常用于各种精密模具制作。

3.精雕细刻石膏枕

石膏枕是以天然石膏矿石为原料，精雕细刻，磨制而成，是一种药枕。两头凸出，中部凹陷，凹部与人体头颈部的生理曲线吻合，通过刺激头部的大椎、百劳、风池、风府、天柱等穴位，调节经络，改善脏腑功能，具有清热除烦、护颈助眠的作用。

此外，石膏枕造型优美、古色古香、晶莹剔透，不仅具有保健作用，还具有较高的观赏价值。有诗歌赞美石膏枕："表里通明不假雕，冷于春雪白于瑶。朝来送在凉床上，只怕风吹日炙销。"

名家医案

石膏的主要作用是清热泻火，以石膏为主药的方剂有很多，如白虎汤。白虎汤出自医圣张仲景的著作《伤寒杂病论》，此后被历代医家推崇，并广泛应用于临床。白虎汤由石膏、知母、粳米、甘草四味中药组成，其主要的作用便是清热，常用于治疗里热炽盛，表现出身热面赤、口渴、汗出、脉洪大等症状。

清代名医曹颖甫的弟子在《经方实验录》一书中记载了曹颖甫运用白虎汤的一则案例。屠夫吴某的夫人病了四五日仍不见好转，于是便请曹颖甫诊治。吴夫人的主要症状有身热、大汗、口中大渴，不谵语，不头痛。当时虽是初夏时节，吴夫人十分想吃西瓜以解渴，但家属因其在病中，不敢让她吃。

曹颖甫查问之后，开了一剂白虎汤。吴夫人服用之后口渴缓解，表明方用对了，于是第二天又服用了一剂白虎汤。到了第三日，患者症状没有出现明显缓解，曹颖甫原本想换用清热力量更强的犀角地黄汤，但考虑到吴夫人家境贫寒，最终还是继续用的白虎汤，不仅加大了石膏的用量，又增添了几味药，并嘱咐家属给她买西瓜吃。再次服用五剂后吴夫人便痊愈了。

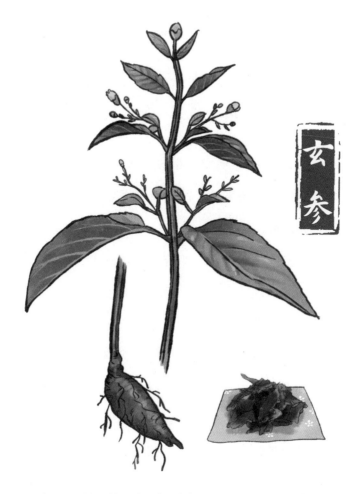

玄参味甘、苦、咸，性微寒；归肺、心、胃、肾经。

为玄参科玄参属植物玄参及北玄参的干燥根。具有

清热凉血，泻火解毒，滋阴的功效。主治温邪入营，

内陷心包，温毒发斑，热病伤阴，津伤便秘，骨蒸

玄参

劳嗽，目赤咽痛，瘰疬，白喉，痈肿疮毒。

游风斑毒清多种，

燥热狂烦去一腔。

玄参又名元参、乌元参、黑参，适宜在温暖湿润的气候中生长。以种植区域划分，玄参可以分为四种：北玄参、华北玄参、浙玄参和川玄参。北玄参分布于辽宁、吉林等省；华北玄参分布于河北等地，系野生；而浙玄参根粗肥大、产量高、品质佳，故以浙江为主要产区，四川、湖北、湖南、贵州、江西等地也有栽培。玄参常在立冬前后采挖，在挖出并清洁后，经过反复暴晒与堆积，直至内部变黑、完全干燥后方可入药。玄参质地湿润，易于返潮，储藏应放置于通风干燥处，防止生霉和虫蛀。

🌱 功效应用

消咽喉之肿，

泻无根之火。

谈到玄参的作用，就要首先熟悉中医对"肾"的认识。中医认为，肾为"水火之脏"，同时寓有"真阴"和"真阳"。如果很难理解，那么可以想象一下家里烧水的场景，正因为有"真阳"在水下温煦加热，肾中的"真阴"才能够蒸腾向上，滋润脏腑躯体，而不是一潭死水；也正因为有"真阴"在火上隔绝火势，肾中"真阳"才能够有所控制，借"真阴"间接而缓慢地释放能量，而不至于变成一团肆意蔓延、炙烤脏腑躯体的"无根之火"。而现代生活人们经常熬夜、吃辛辣烧烤类食物、吸烟饮酒、纵欲无度，往往会对肾中"真阴"造成损伤。

所谓阴阳平衡，当肾阴亏损后，失去对肾阳的牵制，肾阳相对亢盛，就会转化为无根浮游之火，也就是人们所说的"虚火"。虚火向上烧灼，在人体表现为耳鸣、咽喉肿痛、口腔溃烂、失眠多梦、潮热盗汗、骨蒸劳嗽等，此时也就是玄参发挥作用的时机。

玄参性微寒、味苦，可以向下熄灭上炎的火势，其质地滋润，又可以稍补肾中所亏之阴。在用于滋养肾阴、清降虚火时，单纯使用玄参往往力有未及，还会搭配生地、麦冬等滋阴佳品一同使用。而玄参略有咸味，可以软化固结之物，所以也可以用来消散虚火和瘰疬包块。

现代药理研究证明，玄参中所含成分可以起到解热、镇静、降压、强心、扩张血管等作用，并对多种细菌（如金黄色葡萄球菌、绿脓杆菌）及真菌具有抑制作用。

注意事项

玄参禀性寒凉，因此平素脾胃虚寒，患有腹泻、便溏、食欲不振、消化不良的患者应避免服用玄参，以防脾胃虚损病情加重。

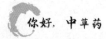

🌱 食疗菜谱

玄参具有补益之性，不仅可以应用于中医方剂之中，也可用作药膳，作为日常调补之品。

1.玄参麦冬瘦肉汤

材料：玄参、麦冬各25克，猪瘦肉500克，蜜枣5枚，盐5克。

做法：

1.将玄参、麦冬洗净后，浸泡2小时；猪瘦肉洗净，切块，浸去血水；蜜枣洗净，每颗掰成2~3瓣。

2.瓦煲或煮锅内倒入1.8升清水，开火煮沸后放入以上用料，武火煲滚后改用文火煲3小时，加盐调味。

功效：具有泻火解毒、清热养阴、利咽解渴、清心除烦的功效。因平日嗜好烟酒或频繁熬夜，致使咽喉肿痛、风火牙痛、口干声嘶、心烦口渴者，可于日常多饮此汤。

玄参

2.玄参猪肝煲

材料：玄参15克、猪肝500克、料酒5克、猪腿骨汤2500毫升，味精、鸡精、姜、葱、盐各5克。

做法：

1.将玄参洗净，切成薄片，浸泡约1小时；将猪肝放入锅内，加水适量，武火煮透，捞出，切成薄片。

2.将泡好的玄参置于煲内，加水武火烧沸，文火慢煮30分钟后，加入先前制备好的猪腿骨汤、猪肝，放入姜、葱、料酒、味精、鸡精等调味品，慢火煮熟30分钟后，调味起锅。

功效：本煲以文火慢煮玄参，辅以葱、姜等品，能有效削弱玄参寒凉之性，与猪肝、猪腿骨汤等血肉有情之品搭配，可以起到养肝益阴、泻火解毒的功效。尤其适宜于失眠、心烦、易怒、盗汗、月经不调等症状的更年期综合征者进行调养。

3.玄参乌梅粥

功效：滋阴清热，生津润喉。

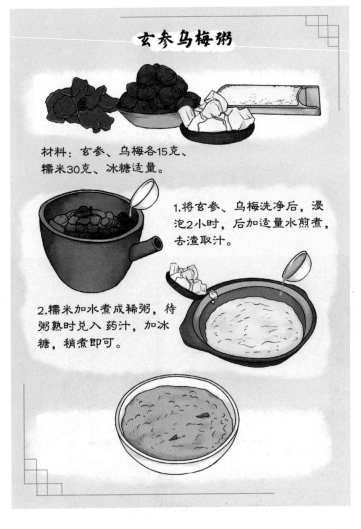

玄参乌梅粥

材料：玄参、乌梅各15克、糯米30克、冰糖适量。

1.将玄参、乌梅洗净后，浸泡2小时，后加适量水煎煮，去渣取汁。

2.糯米加水煮成稀粥，待粥熟时兑入药汁，加冰糖，稍煮即可。

玄参

中药诗词

桂堂秋夜

［宋］陈藻

荧荧灯火临书卷，

续续蛙声入桂林。

背后曲肱眠小子，

床头酌酒服玄参。

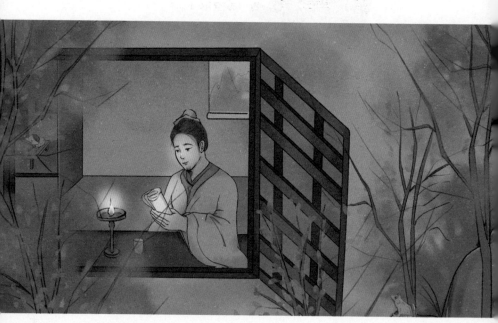

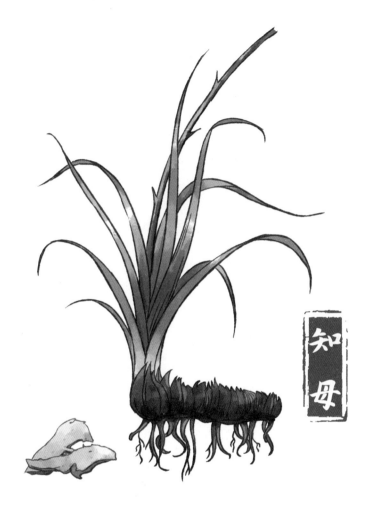

知母味苦、甘，性寒；归肺、胃、肾经。为百合科知母属植物知母的干燥根茎。具有清热泻火，滋阴润燥的功效。主治热病烦渴，肺热燥咳，骨蒸潮热，内热消渴，肠燥便秘。

知
母

知母于春、秋两季采挖，除去须根及泥沙，或除去外皮，晒干，切片入药，生用或盐水炙用。知母为多年生草本植物，叶由基部丛生，叶青细长，花为白色或紫色，种子色黑呈三棱形。知母通常生长在向阳的山坡、丘陵或沙丘上，非常耐旱，生命力顽强，全国多个省份均有分布。采挖后除去须根及泥沙者，为"毛知母"；除去外皮者，为"光知母"，也称"知母肉"。

🌿 功效应用

泻火滋阴补不足

知母味苦、甘，性寒，入肺、胃、肾经，功擅清热泻火、滋阴润燥。知母上能清肺热，中能清胃火，主治高热烦躁、口渴、喘咳、痰黄等肺胃实热之症；下能滋肾阴，主治阴虚发热、虚劳咳嗽及消渴等病症。《本草纲目》记载知母性寒，能够滋肾阴、清肺热。著名医家李东垣认为知母具有滋肾阴，清虚热之功效，能够治疗阴虚

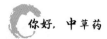

潮热。现代药理研究表明，知母含有多种皂苷类物质，具有抑菌、抗炎、解热等多种作用。

在中医处方中，知母常与石膏同用，以增强清热泻火之功，在很多清热的经典方剂中都有配伍应用。如《伤寒杂病论》中的清热名方——白虎汤，便是以石膏为君药，清热生津、止渴除烦；知母为臣药，清热养阴；甘草、粳米益胃护津，以防止石膏、知母大寒之性损伤脾胃，共为佐使，四药合用，主治身大热，口大渴，大汗出等热盛之证。

注意事项

1. 知母性寒，功擅清热，故而脾胃虚寒、大便溏泄者不宜服用。

2. 知母滋阴润燥，故而体湿、胸闷腹胀、不思饮食、舌苔黄腻者不宜服用。

3. 知母阴柔而擅泻肾火，故而肾阳不足、畏寒肢冷、腰膝酸冷、阳痿滑精，女子带下清冷者不宜服用。

知母

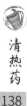

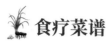 **食疗菜谱**

除了中医方剂，知母在日常的药膳中也多有应用，如银花知母粥、甲鱼知母火锅、牡蛎知母莲子汤、参叶知母百合粥、百合知母茶等。

1.银花知母粥

> 材料：金银花9克、知母15克、生石膏30克、粳米60克。

做法：将金银花、知母、生石膏加适量水煮20~30分钟，去渣留汁，将汤汁与粳米一同下锅，煮成粥。

金银花清热解毒，知母配石膏以清热泻火，粳米固护脾胃，共熬成粥，尤宜素体阳热亢盛之人食用。

2.甲鱼知母火锅

甲鱼知母火锅不仅是餐桌上的美味佳肴，也是一道滋补药膳。甲鱼味道鲜美，且具有清热养

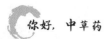

甲鱼知母火锅

原料：甲鱼1只，猪排骨200克，知母、地骨皮各6克，香菇、冬笋各80克，葱、姜若干，料酒、盐、味精及胡椒粉适量。

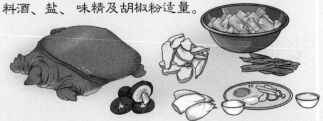

1. 将知母、地骨皮一起放入水中煮取浓缩汁，香菇、冬笋切片，备用。

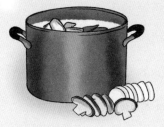

2. 甲鱼宰杀去壳，除去内脏，汆水后刮去外膜，洗净切块。

3. 将甲鱼块、知母浓缩汁、猪排骨与葱、姜一起放入蒸锅中，蒸至软烂。

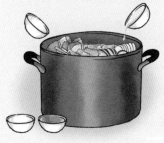

4. 将蒸好的甲鱼、排骨起锅，加入料酒、盐、味精及胡椒粉等调味，倒入火锅汤底中，下香菇片、冬笋片，煮沸片刻即可食用。

知
母

阴的功效，配上清热泻火的知母，以及凉血除蒸的地骨皮，共奏清热滋阴之功。

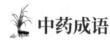中药成语

知母贝母

明朝文学家冯梦龙所著《广笑府》中记载了这样一段故事：有一个刚开药铺的人，有一天，他因外出，让他的儿子打理药铺。有一个买药的人来买牛膝和鸡爪黄连，因他的儿子愚笨不认识药物，在药箱中也没有找到牛膝和鸡爪黄连，于是割了自己家里耕牛的一条腿，斩了一只鸡的两只脚，卖给了买药人。他的父亲回来后问儿子卖了什么药，知道了事情的原委后，大笑并感叹道："如果客人要买知母贝母你岂不是要连母亲都卖了？"

此故事虽为一个笑话，却也反映出中药是一门复杂的学问。后来，"知母贝母"便成了一个成语，用以讽刺一个人不学无术却又自以为是。

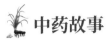 ## 中药故事

知母念恩始为药

　　关于知母这一药名的由来，流传着这样一个故事：一位采药的老妪，无儿无女，遂将一位樵夫认作义子，并悉心传授他认药、采药的本领，其中有一种无名草药能够治疗肺热咳喘。老人故去后，樵夫改行采药，为提醒自己不忘义母的教导之恩，便将这味无名草药取名为"知母"。

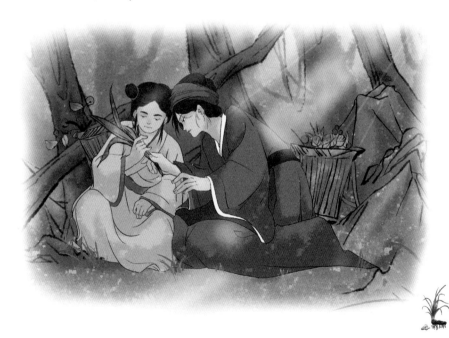

中药诗词

集药名次韵

[北宋] 洪皓

独活他乡已九秋，

肠肝续断更刚留。

遥知母老相思子，

没药医治尽白头。

知识拓展

　　这首诗将中药独活、续断、知母、相思子、没药、白头（翁）嵌入诗中，表达了洪皓强烈的怀乡思母之情。清热泻火，滋阴润燥的知母也相传为一樵夫为纪念义母而起的名。

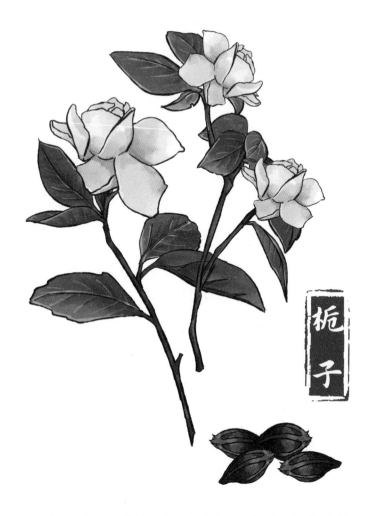

栀子

　　栀子味苦，性寒；归心、肺、三焦经。为茜草科栀子属植物栀子的干燥成熟果实。具有泻火除烦，清热利湿，凉血解毒的功效。主治热病心烦，湿热黄疸，血淋涩痛，血热吐衄，目赤肿痛，火毒疮疡。

栀
子

栀子为灌木，嫩枝常被短毛，枝圆柱形，灰色。花期3~7月，果期5月至翌年2月。其在我国广泛分布。中药栀子是药食两用资源，具有护肝、利胆、降压、镇静、止血、消肿等作用。常用于治疗黄疸型肝炎、扭挫伤、高血压、糖尿病等症。

🌼 功效应用

> 清热泻火凉血用，
> 皮仁生炒众多方。

栀子具有泻火除烦、清热利湿、凉血解毒的功效，外用可以消肿止痛。《本草衍义》记载："张仲景治疗伤寒证，在汗吐下之后，患者出现虚烦不得眠，甚至会出现辗转反侧，不能安卧在床上，而心中烦热，这些症状都是虚热所致，栀子豉汤可以治疗。因为虚的原因，加之大黄性寒，有大毒，故而不能用大黄。栀子虽然也有寒凉之性，但是无毒，能够治疗胃中虚热之气，患者已经亡血失津，脏腑不能得到滋润，虚热内生，只有栀子可以治疗此证。同时栀子还可以治疗小便赤涩的心经有热之症。"《汤液本草》记载："或许用栀子利小便，实质上并不是直接利小便，而是清肺气也，肺气得到清化，膀胱为津液之府，小便得到气化从而顺利排出。栀子豉汤可以治疗烦躁，烦属于气乱所致，躁属于血乱所致，气归肺所主，血归肾所主，因此用栀子治疗肺烦，用香豉治疗肾躁。"

现代药理研究证实，栀子含栀子素、栀子苷、去羟栀子苷和西红花素、绿原酸等。栀子煎剂有利胆作用，能促进胆汁分泌，并能降低血中胆红素，可促进血液中胆红素迅速排泄；对溶血性链球菌和皮肤真菌有抑制作用；有解热、镇痛、镇静、降压及止血作用。

栀子

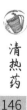 注意事项

脾虚便溏者禁用。

花茶功效

> 红取风霜实，
>
> 青看雨露柯。

栀子养生茶是日常生活中比较常见的一种饮品，其作用多样。取栀子若干，开水适量，浸泡，即得栀子茶。栀子茶具有以下几种功效。

1.清肺止咳

栀子茶是一种味苦性寒，能入肺经的中药养生茶，冲泡饮用以后既能清肺降火也能止咳化痰。它对人体因肺热肺燥导致的咳嗽气喘，以及痰多等症都有良好的预防和治疗作用。在气温变化频繁的季节中，人们多喝栀子茶既能预防上呼吸道感染，又能预防流感。

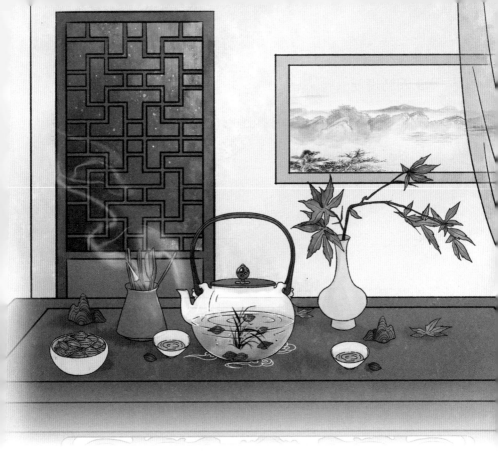

2.清热凉血

　　栀子本身是一种味苦、性寒的中药材，人们用它泡水做代茶饮，既能清除身体内的热毒，又能起到清热凉血的重要作用，它对人体因血热导致的肠风下痢和血热妄行都有明显的预防作用。

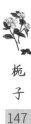

栀
子

3.润肠通便

栀子茶有利于人体吸收一些纤维素和挥发油，同时对人体肠道能够产生明显刺激，经常冲泡饮用栀子茶既能预防和缓解便秘，又能清肠排毒，更能降低直肠癌和痔疮的发病率，对维持人类肠道健康有很大的好处。

小贴士

栀子茶是一种味苦、性寒的中药养生茶，生活中寒性体质或者脾胃虚寒以及经常腹泻的人群忌饮用栀子茶。

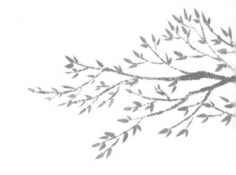

栀子

［唐］杜甫

栀子比众木，人间诚未多。

于身色有用，与道气伤和。

红取风霜实，青看雨露柯。

无情移得汝，贵在映江波。

诗词鉴赏

　　本诗主要描述了栀子在众多树木里，是最真诚的，这是对栀子高尚品格的歌颂。同时栀子不仅外观好看，而且具有实用价值，可以作为药材治病救人。

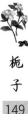

栀子

知识拓展

根据炮制方法的不同，栀子的药性及其功效也不同，可以分为生栀子、炒栀子、焦栀子和栀子炭，具体如下。

生栀子：筛去灰屑，拣去杂质，碾碎过筛或剪去两端。净栀子剖开剥去外皮取仁即为生栀仁，生栀皮即生栀子剥下的外果皮。生用清热泻火，临床应用：由肺火旺盛引起的肌表外热可用栀子皮治疗，由心火旺盛引起的心胸内热用栀子仁治疗。

炒栀子：取碾碎的栀子，置锅内用文火炒至金黄色，取出放凉。其味苦性寒容易损伤脾胃，炒后减其寒性，使药性缓和。

焦栀子：取碾碎的栀子，置锅内用武火炒至表面焦黑色，内为老黄色，药物达到性味要求可取出，放凉，筛取灰屑即得。若生用清三焦实火，炒焦可清三焦郁热。

栀子炭：取碾碎的栀子，置锅内用武火炒至黑褐色，达到性味要求，取出，放凉。炒黑用于止血。

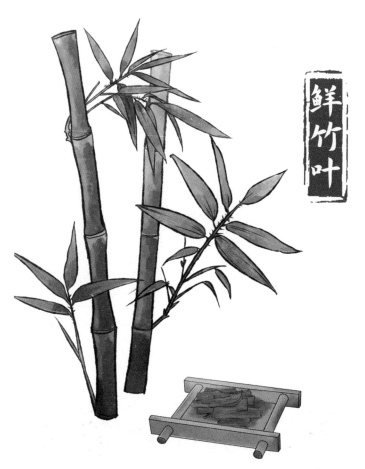

鲜竹叶味甘、淡，性寒；归心、小肠、胃经。为禾本科植物淡竹叶的茎叶。具有清热除烦，生津，利尿的功效。主治热病烦渴，小儿惊痫，咳逆吐衄，小便短赤，口糜舌疮等疾病。分布于山东、河南及长江流域以南各地，随时采鲜者入药。

鲜竹叶

功效应用

> 前松后修竹，
>
> 偃卧可终老。

《本草正》记载竹叶"治疗虚热、烦躁、失眠，利小便，治疗喑哑，小儿风热惊厥等疾病"。《本草纲目》记载淡竹叶主治"心烦、尿赤、小便不利等疾病"。现多认为竹叶具有清热除烦，生津，利尿的功效，可治疗热病烦渴，小儿惊痫，咳逆吐衄，小便短赤，口糜舌疮等疾病。现代药

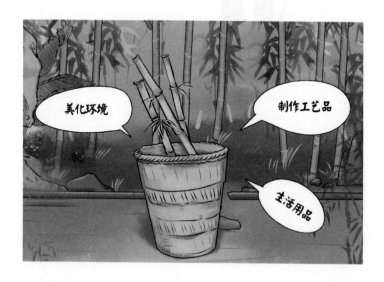

美化环境

制作工艺品

生活用品

理研究发现，竹叶提取物有效成分包括黄酮、酚酮、蒽醌、内酯、多糖、氨基酸、微量元素等，具有优良的抗自由基、抗氧化、抗衰老、抗疲劳、降血脂、预防心脑血管疾病、保护肝脏、扩张毛细血管、疏通微循环、活化大脑、促进记忆、改善睡眠、抗癌症、美化肌肤等功效。竹叶一般煎汤内服，常规用量 6~12 克。

注意事项

因竹叶具有清热、利小便的功效，故素体阴虚火旺、骨蒸潮热的人不宜服用。

日常应用

杯邀竹叶为兄弟，
帐伴梅花作友朋。

竹是中国文化的一个特殊符号。"梅、兰、竹、菊"共称为"四君子"，它们的品质被概括为"傲、

鲜
竹
叶

幽、坚、淡"。"梅、松、竹"亦有"岁寒三友"的雅称。中国文人墨客把竹子空心、挺直、四季青等生长特征赋予了人格化的高雅、纯洁、虚心、有节、刚直等品性。竹子常作为"清雅淡泊，谦谦君子"的象征。

竹与人们的文化生活结下不解之缘，在中华民族的日常衣、食、住、行中，到处都有竹的倩影。宋代大文豪苏东坡曾感叹："竹笋可以食用，竹子可以做成房子的竹瓦、载人的竹筏、烧火的柴薪、挡雨的竹披、写字用的竹纸、穿着用的竹鞋，我们的生活真的一刻也离不开竹子啊。"竹叶提取物具有典型的竹叶清香，清爽怡人。竹叶提取物可以广泛用于医药、食品、饲料和美容化妆产品等领域。

食疗菜谱

> 出甑桃花软，
>
> 倾瓢竹叶香。

荷叶竹叶粥

材料：鲜荷叶1张、竹叶10克、大米50克。

做法：

1. 将二叶洗净，荷叶切丝，大米淘净。

2. 将二叶煎取汁，去渣，加入大米煮为稀粥服食。

功效：减肥轻身、美容养颜。

中药故事

竹叶舟

唐朝的时候，江南有个叫陈季卿的人到长安赶考，总是考不上，于是在长安蹉跎了十年，一直没有回家。

鲜竹叶

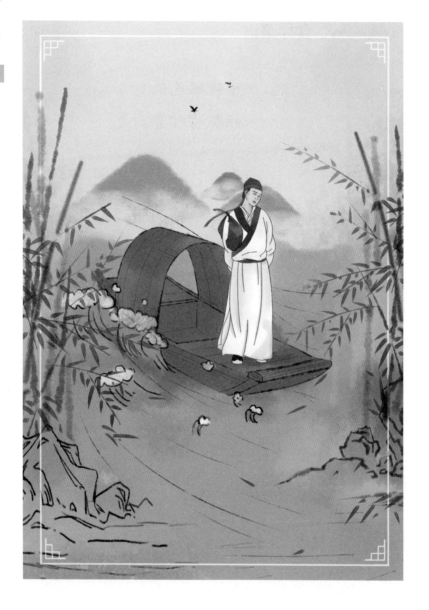

一天，他到青龙寺去拜访一个相熟的和尚。恰巧那个和尚外出未归，他就留在寺中休息。这时，有个终南山来的老翁，也来拜访这个和尚。于是，两人就一道坐下等待。

陈季卿看到寺中有一幅很大的《寰瀛图》，上面画的是全国的山川地理。他寻到了江南路，叹了口气，说："若是能够回家看一看，也不懊悔考不上了。"

老翁说："这有什么困难呢？"说罢，就到阶前种的竹子上摘下一片竹叶，放在图上的渭水中，然后对陈季卿说："你专心看着它，就会如愿了。"

陈季卿听了，真的盯着图上看。他看了一会儿，忽见渭水波浪滚滚，水中涌现出一艘大船，自己一下子就登到了船上。那艘船驶得飞快，不久便将陈季卿送回到家中。一会儿，那艘船又返回到了渭水。陈季卿立即上岸去青龙寺，看到那个从终南山来的老翁，仍披着粗布上衣，坐在寺中。

后来，人们就用"竹叶舟"来比喻短暂的、梦幻般的境遇，有时候也用来表达思念至亲之人的感情。

鲜竹叶

中药诗词

邢邘驿大雨

［宋］范成大

暮雨连朝雨，长亭又短亭。

今朝骑马怯，平日系船听。

竹叶垂头碧，秧苗满意青。

农畴方可望，客路敢遑宁。

知识拓展

　　竹枝杆挺拔，修长，四季青翠，常作为谦谦君子的象征。中国古今文人墨客，爱竹诵竹者众多。郑板桥、苏轼等大诗人都对竹子倍加推崇，其中苏轼的名篇"宁可食无肉，不可居无竹。无肉令人瘦，无竹令人俗"是对竹子的最佳赞美。

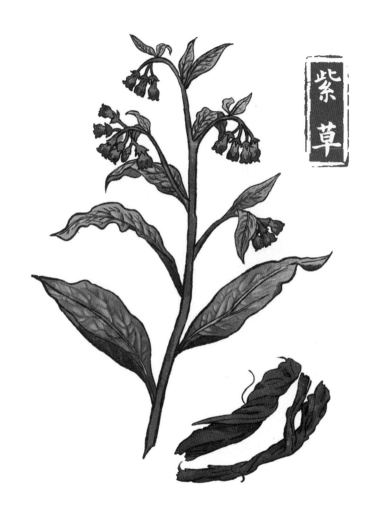

紫草

　　紫草味甘、咸，性寒；归心、肝经。为紫草科植物新疆紫草、内蒙紫草和紫草的根。具有清热凉血，活血，解毒透疹的功效。主治温病血热毒盛，斑疹紫黑，麻疹不透，疮疡，湿疹，水火烫伤。

紫草

紫草别名藐、茈草、紫丹、地血、红石根等。主要来源为紫草科多年生的草本植物紫草和新疆紫草或内蒙紫草的根，产于辽宁、湖南、湖北、新疆等地。春秋两季采挖，除去茎叶，洗净泥沙，干燥之后，润透切片用。

功效应用

紫草作为一味能凉血活血、解毒透疹的中药，有着很好的综合药效，在历代医家笔录中可见一斑。《名医别录》说紫草主要用来治疗腹部肿胀满痛，将紫草作膏使用，可以治小儿疮和皮肤皲裂。《得配本草》一书中记载紫草主要用于治疗血中郁热，可以去心腹邪气，通利大小便，解黄疸，消除肿胀，透痘疹，化紫斑。

现代药理学对紫草的有效成分研究日益深入，其主要活性成分紫草素，在自身免疫性疾病治疗、抗炎抗菌、抗肿瘤及抑制内皮细胞的血管新生活性方面都有一定效果。

🌿 注意事项

紫草性寒而滑，有轻泻作用，故脾胃虚弱，大便溏泄者忌服。

🌿 平日使用

谈及紫草的功用，主要在两个方面，一是入药，二是染色。

紫草配伍方药内服，取用其清热凉血，活血，解毒透疹之效。以紫草配伍赤芍、蝉蜕治疗温毒血热，斑疹紫黑；以紫草配伍连翘、牛蒡子、山豆根治疗麻疹不透，疹色紫黑；以紫草配伍银花、连翘治疗痈肿疮疡；以紫草配伍当归、白芷治疗久溃不敛。

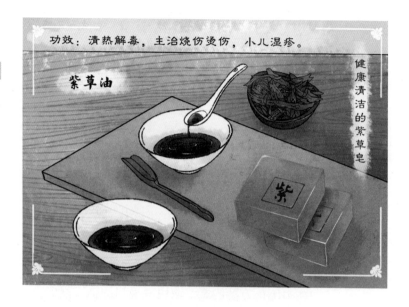

功效：清热解毒，主治烧伤烫伤，小儿湿疹。

紫草油

健康清洁的紫草皂

紫

　　紫草外用制剂紫草油，是很多中医院都有的，取其清热解毒之效，主治烧伤烫伤、小儿湿疹。从制作到应用颇为简单，就是将紫草浸泡在植物油中（芝麻油比较好），浸泡数小时后，把油加热，而后自然冷却。疮疡烫伤，湿疹阴痒，外敷即可。

　　紫草和红蓝花、大青叶、青黛、桑葚一样，也可以用来染色。《韩非子》中便有记载齐桓紫衣的典故。明朝《通雅》一书记载："仁宗晚年，京师染紫，变其色而加重，先染作青，徐以紫草加染，谓之油紫。"宋朝仁宗时，人们先用大青叶染青色，再用紫草套色，就染成了油紫色。

🌿 中药文化

　　紫草实在是一种不太起眼的植物，乡野田间，灌木野草边上总能见到紫草的踪影，不过认得出紫草的人却不是很多，大概是因为紫草与许多杂草相仿。紫草花开不如牡丹月季之流颜色娇美、花瓣饱满，也不如百合佩兰之属，香气袭人。

　　紫草花小，若只是单瞧着，未免有些寡淡，总要一大片聚在一起，盈盈而放，才朦朦霭霭，令人欣喜。在中国的农田和花园里，紫草是不受欢迎的，无论是从农家的务实手段还是文人的浪漫心绪出发，它都显得不够有吸引力。

　　紫草的名字来自它的染色能力，我们的先辈很早就发现它的根可以用于染色。《礼记》有云："衣正色，裳间色"，意思是外衣要穿正色，而下衣穿间色。那个时候的正色，指的是青、赤、黄、白、黑五色，因为它们是最纯粹的颜色；而绀（青紫）、红（浅红）、缥（淡青）、紫、流黄（褐黄）这五种颜色被认定为"间色"，意即不纯的颜色。

　　人类发展进入 21 世纪后，紫草的染料身份逐渐淡去，多种多样的化学染料成为主流。但作为中药的紫草依然有着巨大的发展潜力，同时由于紫草生命力顽强，颇为耐寒，与许多耐旱、耐盐碱的植物一道，它们的回归成为了被破坏的土地慢慢恢复自然面貌的一种象征。因此，如今人们在打造草原花园的时候，除了蓝茎草、印度草、紫锥菊、蝴蝶杂草，通常也会在自己的花园中引入紫草。如此花期间错，色彩纷呈，一年四季花园中都充满了盎然的生机。

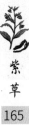

中药诗词

童丱须知

[宋] 史浩

绢帛鲜华由染工，

红花紫草遂收功。

若教明眼人猜破，

始信浮生色是空。

知识拓展

草原花园。

草原花园，顾名思义，就是在自己的院子里以较小的比例重建草原。草原花园与草原并非同一回事，原始的大草原，本质上是广阔的土地，如同海洋一样的大草原一直延伸到地平线，与天际相合。

草原花园的核心，是它可以展示草原上土生土长的各种植被和野花，而且与天然的草原相比，花园中可以种植的植物种类更加丰富，并且通过选择，全年都可以连续开花。

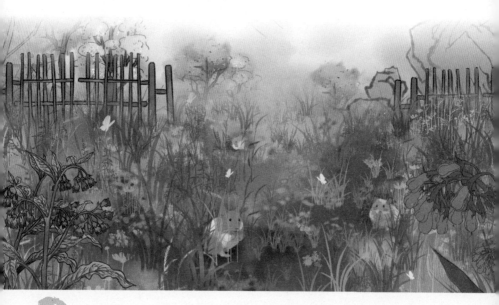